LES MERVEILLES

DU MAGNÉTISME

ET LES

MYSTÈRES DES TABLES TOURNANTES

ET PARLANTES

PAR J. TRISMÉGISTE

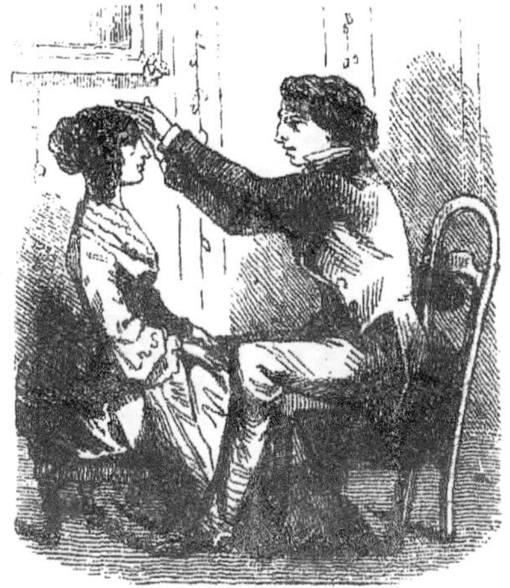

PARIS
L. PASSARD, LIBRAIRE-ÉDITEUR
7, RUE DES GRANDS-AUGUSTINS, 7

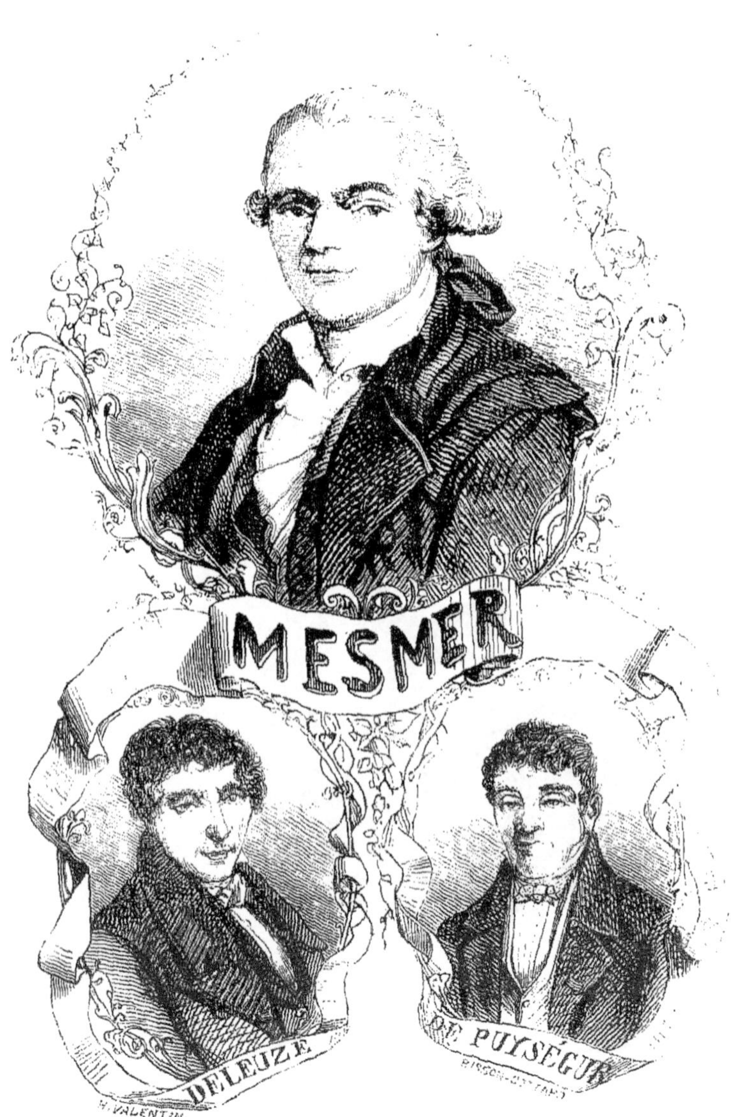
MESMER
DELEUZE
DE PUYSÉGUR

LES MERVEILLES
DU MAGNÉTISME
ET LES
MYSTÈRES DES TABLES TOURNANTES
ET PARLANTES

PAR J. TRISMÉGISTE

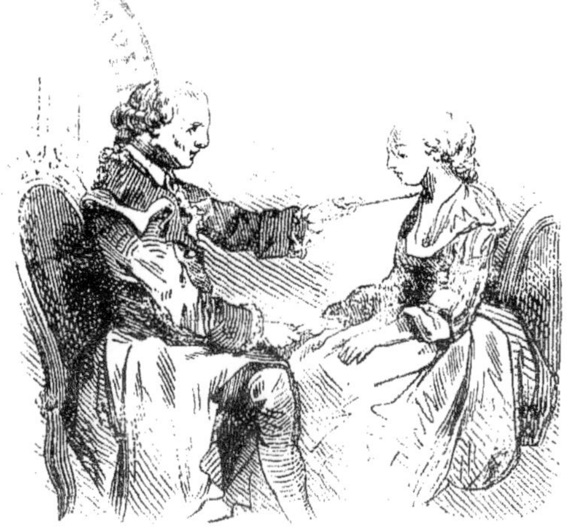

PARIS
L. PASSARD, LIBRAIRE-ÉDITEUR
7, RUE DES GRANDS-AUGUSTINS

1854

LES MERVEILLES

DU MAGNÉTISME

I

A NOS CONTEMPORAINS.

> Le vrai peut quelquefois n'être pas vraisemblable.
>
> BOILEAU.

La France atteint à la virilité ; c'est l'âge de la force, de la raison et des lumières ; les ténèbres de l'ignorance sont dissipées, nos cercles ne sont plus formés par des êtres légers et futiles, que des bagatelles entraînent, transportent et conduisent au délire. Une certaine maturité règle nos démarches ; nous avons fait bien des progrès, et nous avançons à grands pas dans la carrière des vraies connaissances.

L'observation des phénomènes de la nature,

l'étude des agents qui la meuvent; un coup d'œil étendu sur les découvertes incroyables qui se multiplient chaque jour; une révision lumineuse des opinions qui jadis semblaient bizarres parce que des sages les avaient, par prudence, ensevelies dans de gros livres; les phénomènes de l'électricité approfondis, la transformation des éléments, les airs décomposés et connus, les rayons du soleil condensés, l'air que l'audace humaine parcourt avec science, mille autres phénomènes enfin ont prodigieusement étendu la sphère de nos connaissances. Qui sait jusqu'où nous pouvons aller? Quel mortel oserait prescrire des bornes à l'esprit humain, et déterminer quelles seront ses forces quand il aura rapproché tant de moyens épars?

Des métamorphoses, plus étonnantes que celles des anciens Magiciens, s'opèrent sous nos yeux et rendent vraisemblables celles que l'Antiquité nous rapporte. Nous avons réalisé les prétendus mensonges des Archytas, des Albert, des Archimède! Nous faisons voler des hommes, parler des têtes d'airain et brûler des corps par des miroirs à des distances considérables. Nous rendons la vie à des morts; la rage, la peste et tous les fléaux morbifiques cèdent au magnétisme!

Trop d'ignorants osent encore en douter. Auront-ils donc toujours des yeux pour ne point voir?

Puisse enfin la vérité se faire entendre!

II

VOCABULAIRE DU MAGNÉTISME

D'APRÈS

LE DOCTEUR VILLEMIN.

MAGNÉTISME. — Ce mot, dont on a étendu la signification d'une façon si abusive, doit être restreint à la seule dénomination de la propriété qu'a de produire des effets *magnétophænes* l'agent *magnétogène*.

MAGNÉTOLOGIE. — Il est à propos de donner à la science magnétique un nom générique qui l'embrasse tout entière, moyens et résultats, causes et effets. En adoptant le mot *magnétologie*, c'est mettre seulement la science *magnétologique* au rang de toutes les autres ; l'innovation est si peu hardie qu'elle ne vaut vraiment pas la peine de s'en justifier.

MAGNÉTOLOGIQUE. — Dans l'alinéa précédent, il s'est présenté un exemple assez heureux de l'emploi de ce nouvel adjectif. En effet, la science du magnétisme n'est pas *magnétique*, et une société qui s'en occupe ne peut pas s'intituler *société magnétique*, ce qui est un contre-sens, car une société qui s'occupe de magnétisme n'est pas pour cela *magnétique*, tandis que société *magnétologique* est parfaitement juste et approprié à sa destination, puisque c'est une société qui s'institue pour *discourir* sur le magnétisme, sur l'influence, l'attraction et les sympathies que produit cet agent extraordinaire dans certains cas donnés.

MAGNÉTIQUE. — Synonyme de magnétogène ; seulement comme jusqu'à présent il avait annulé à la fois les attributs de la *magnétogénie* et de la *magnétophœnie*, pour obvier à cet inconvénient, on fera bien d'en faire usage le moins possible.

MAGNÉTOGÉNIE.— Etymologie : μαγνης, influence, attraction, etc., γενειν, engendrer. C'est cette partie de la magnétologie qui s'occupe de la *genèse*, de la production des effets magnétiques, ou mieux : magnétophœnes.— Il y a deux sortes de magnétogénie : la naturelle qui retombe dans ce qu'on appelle la magnétoïdie; l'artificielle, qui s'opère, soit au moyen de la seule volonté, soit à l'aide de procédés manuels ou d'instruments condensateurs, et alors elle prend le nom de magnétotechnie.

MAGNÉTOGÈNE. — Adjectif spécifiant que ce dont on parle est du ressort des causes et non du domaine des effets.

MAGNÉTOTECHNIE. — Subdivision de la magnétogénie qui traite des procédés et des instruments usités pour déterminer artificiellement l'état magnétophœne.

MAGNÉTOTECHNIQUE. — Adjectif d'un rare usage.

MAGNÉTOPHÆNIE. — Etymologie : μαγνης, influence, φαινειν, montrer ; même racine que phénomène φαινομενος, c'est la branche de la magnétologie qui s'occupe des phénomènes, des effets magnétiques. Les effets sont naturels, spontanés, et alors ils rentrent dans la magnétoïdie. Ils sont artificiels, provoqués, magnétotechniques, et alors ils restent dans le domaine de la magnétophænie.

MAGNÉTOPHÆNE. — Adjectif spécifiant que ce dont on parle est dans la classe des effets et non dans celle des causes magnétiques.

MAGNÉTOÏDIE. — Etymologie : μαγνης, influence, ειδος, semblable, analogue. C'est cette division de la magnétologie qui rassemble tous les faits qui ont une très-grande analogie avec les phénomènes magnétiques, mais que l'on regarderait abusivement comme identiques, ne fût-ce que pour la différence de cause qui les produit. Cette expression est appelée à jeter quelques lumières sur certains points de l'histoire magnétologique, en établissant une ligne de démarcation entre des phénomènes qui, pour être analogues, ne doivent cependant pas être confondus.

MAGNÉTOÏDE. — Adjectif dont-il n'est pas besoin de faire saillir toute l'utilité, ne fût-ce que pour ne pas préjuger certaines questions encore problématiques.

III

DU MAGNÉTISME.

> L'homme voit les anges et les esprits quand il plaît à Dieu de dépouiller en lui le grossier de l'humanité, d'ouvrir les yeux de son esprit pour lui faire voir l'ange dans l'homme... C'est pourquoi on donnait anciennement aux prophètes le nom de voyants.
>
> SWEDENBORG.

C'est à l'école des faits que l'on apprend à connaître la vérité; c'est par l'observation de ce qui se manifeste à nos sens que nous pouvons parvenir à découvrir les causes que la Nature dérobe à notre premier aperçu. Souvent les théories les plus brillantes sont dues à l'observation des faits les plus simples. Mais observer n'est pas toujours facile; bien observer, l'est encore moins. L'esprit humain, à cause de son penchant irrésistible à généraliser, se trouve arrêté à chaque pas. Lorsqu'il a franchi les premiers intervalles, il ne voit plus que sujets de contradiction pour les idées générales qu'il s'est hâté d'adopter. Toutes ces anomalies le rebutent, et c'est au moment d'atteindre au résultat satisfaisant que souvent il s'arrête; car, presque toujours, lorsque la Nature paraît se contredire à nos yeux, c'est que nous ne savons pas l'observer dans ses secrets. Tantôt la volonté, tantôt la possibilité nous manquent ; quelquefois un simple préjugé nous arrête.

Au mot de *Magnétisme*, par exemple, des esprits timides, vétilleux et moutonniers se sont récriés. Sans même vouloir songer à donner de bonnes raisons pour motiver leur incrédulité ou leurs scrupules, ils ont critiqué le mot seul. Et pourtant le Magnétisme existe ! Combien un jour, et ce jour est rapproché, l'Humanité tout entière ne sera-t-elle pas heureuse de profiter de ses merveilleux bienfaits !

Qu'il y a à dire sur le Magnétisme ! Il touche à tout ce qui intéresse l'Homme. L'étude des lois qui régissent le monde physique n'est-elle pas déjà éclairée de nouvelles lumières, depuis les observations du Somnambulisme ? Ces phénomènes d'antipathie et de sympathie, observés dans chaque règne de la Nature, sont maintenant expliqués très-naturellement par la démonstration de l'origine commune de tous ces agents de puissance, ces fluides divers que la Physique avait spécialisés comme essentiels. Bientôt un magnétiseur agira sur un instrument comme le physicien agit sur un électromètre par le fluide électrique, sur un galvanomètre par le fluide électro-magnétique, et sur une aiguille aimantée par le fluide magnétique du globe. Bien plus, on arrivera à modifier par le fluide nerveux les autres fluides, et à reconnaître aussi l'identité de tous ces agents.

L'Art de guérir aussi sera profondément modifié dans ses principes et dans sa pratique. Quelle bizarrerie ! Retourner à la médecine de l'intuition ! Revenir à ces pratiques mystérieuses de l'Antiquité !

Et la Philosophie, que recevra-t-elle du magnétisme ? Elle prendra des bases certaines, le scepticisme aura satisfaction, car il pourra toucher ces mystères du spiritualisme, qui heurtaient sa raison.

Ces trois catégories répondent aux besoins les plus importants de l'Esprit humain : — désir de connaître ; instinct de conservation ; sentiment des choses métaphysiques. Toujours les génies qui ont brillé sur la terre ont cherché, chacun dans sa sphère, à dérober ce triple secret ; mais tous ceux qui n'ont voulu pour flambeau que la raison humaine, ont dévié de la route ; témoins, les médecins qui ont complétement oublié la médecine instinctive ; témoins, les philosophes qui ont fait mille sectes.

Or, l'étude approfondie du Magnétisme remettra dans la voie qui mène à la vérité : la Physique, la Médecine et la Philosophie.

Mesmer a rendu un service immense au Magnétisme en réunissant tous ses principes épars, en en créant un seul corps, et surtout en popularisant — le plus qu'il a été permis à ses courageux efforts — cette science admirable. Gloire à Mesmer !

Toutefois, Mesmer n'a pas le droit de revendiquer l'honneur de sa doctrine, car on en retrouve tous les éléments disséminés dans des ouvrages de plus d'un siècle antérieur à sa naissance ; assertion dont il est facile d'apprécier la valeur, en lisant les écrits de Paracelse, de Van Helmont, de Santanelli et de Maxwell.

Quant au Magnétisme, ses pratiques étaient connues dès l'antiquité la plus reculée — ainsi que nous le prouverons dans le chapitre suivant. — N'est-ce pas à l'action et à la volonté magnétique qu'on doit attribuer la plupart des cures merveilleuses, des phénomènes, des visions et des miracles consignés dans les manuscrits et dans les livrer les plus anciens? N'est-ce pas le magnétisme qu'employaient souvent les Prophètes, les Prêtres égyptiens, les Sibylles, les Druides, les Thaumaturges, les Exorcistes, les Convulsionnaires, les Extatiques? etc. Toutefois, les vrais miracles opérés sur les tombeaux des Saints se reconnaissent à des caractères qu'il n'est pas au pouvoir des hommes d'imiter; mais on doit retrancher de la liste des anciennes légendes une foule de cures surprenantes où la Religion et la Foi ne sont intervenues que comme des dispositions éminemment favorables à l'action naturelle du magnétisme.

Qui, d'ailleurs, oserait nier les phénomènes de la *Prévision ?*

Tout événement a été vu dans la prescience éternelle avec ses causes et ses conséquences. La vie humanitaire, collective des vies individuelles, n'est que l'ensemble des actions et réactions que chaque individualité subit ou fait subir dans sa sphère d'activité. Si un instinct, ou sentiment, une détermination de l'un des membres de la grande famille engendre un fait, ce fait était connu de Dieu — dès le commencement — comme devant naître de la volonté de l'Homme, et comme devant produire tel résultat.

Aussi, l'Avenir n'est pas seulement le propre de

Dieu, il n'est pas seulement un temps dans sa prescience divine et infinie; il est en Dieu et hors de Dieu; il est, si l'on peut s'exprimer ainsi, autour de lui. C'est une expansion de sa prescience, comme l'Esprit de vie des mondes est l'expansion de l'Esprit divin. L'Ame humaine, qui est intelligence, qui est image de l'Etre, peut donc s'unir à l'Avenir, le sentir et le comprendre, comme elle peut — elle qui est lumière — entrer en conjonction avec l'Esprit de Dieu, la lumière incréée.

Tout sort de Dieu, tout retourne à Dieu!

IV

LE MAGNÉTISME DANS TOUS LES SIÈCLES.

> Si j'ai du plaisir à m'instruire de quelque chose, c'est pour le communiquer, et je ne voudrais point du plus beau secret du monde pour moi seul.
>
> SENÈQUE.

L'ignorance de la physique a été, de tout temps, l'une des principales causes de la superstition. Qui doute que nos pères n'aient imaginé les dieux pour expliquer les effets de la nature, dont ils ne pouvaient deviner la cause. Les Indiens, les nègres, une partie des habitants de la terre adorent encore les vents, les trombes, les ouragans, les volcans, etc.; ce sont ces accidents que les anciens vénéraient sous les noms d'Eole, de Jupiter, de Vulcain, etc.

Par une suite de cette ignorance, ils ont dû diviniser ceux auxquels ils ont vu produire des effets extraordinaires. Mais, comme l'idée des génies bienfaisants et malfaisants naquit à peu près dans le même moment, tel homme ignorant fut placé sur l'autel, tel homme instruit fut traîné sur l'échafaud. Les charlatans hardis réussirent; les autres furent obligés de se cacher, d'ensevelir leurs connaissances sous des allégories, de les expliquer à leurs disciples, ou dans des cavernes et au fond des forêts; c'est ce que firent les Brachmanes, les Gymnosophistes et tant d'autres. Les livres, ou la doctrine de ces sages, nous sont presque inconnus; quelques fragments nous en ont été conservés dans les philosophes grecs et latins, et une centaine de leurs maximes se trouvent éparses dans des livres infiniment rares. Mais peu de personnes les reconnaissent à côté du bavardage mystique, des pratiques enfantines des Alchind, des Geber, des Th. Bungey, des Georg. Ripley, des Venius, etc.

Nous allons rapprocher quelques principes répandus dans leurs ouvrages, et citer des faits dont ils appuient leurs systèmes.

Les Brachmanes, du temps d'Apollonius, admettaient cinq éléments : la terre, l'eau, l'air et le feu; le cinquième était une matière déliée et subtile de laquelle étaient faits les dieux et les génies. Les Larves et les Lémures des Egyptiens, des Grecs et des Romains, l'âme de l'homme, suivant leurs systèmes, étaient aussi composées d'une substance matérielle, légère, impalpable, invisible, mais susceptible d'éprouver des sensations.

On connaît le système de Pythagore, qui peuplait l'air de millions d'esprits, de la nature des Larves, s'occupant à régir le monde et les corps célestes; c'est avec le secours de ces êtres rapides comme la pensée que les sages ont jadis produit des effets incroyables. Ce nombre infini d'agents, prêts à leur obéir, voilaient la clarté du soleil, faisaient pâlir la lune, écrivaient sur son disque des caractères qu'on voulait faire lire d'un bout de la terre à l'autre, dirigeaient les vents et la foudre, guidaient les corps célestes, rassemblaient leurs influences, et, les ayant réunies dans des foyers qu'on nommait Talesmaces, Philactères et Abraxas, ils préservèrent de tout danger, chassèrent la peste, métamorphosèrent les métaux, formèrent les cigognes de Virgile, le bâton d'Abaris, l'anneau de Gygès, et tant d'autres merveilles que les découvertes modernes rendent moins invraisemblables.

Il nous paraît évident que les anciens appelaient *esprit* ce que nous nommons *magnétisme*.

Apollonius, voyageant chez les Brachmanes, étudia leur doctrine et profita surtout des leçons d'Iarchas, leur chef. Ce dernier lui fit voir un puits, large de quatre pas, sur lequel les Indiens craignaient de se parjurer. Il était fermé de deux portes; en ouvrant l'une, des vapeurs s'en élevaient, couvraient le ciel, fondaient en pluie et ranimaient la terre desséchée; l'autre laissait échapper des vents rapides qui balayaient l'atmosphère et rendaient au ciel sa sérénité. Ces deux effets, attestés par Damis et Philostrate, ne peuvent guère être rejetés que par un pyrrhonisme outré. Ce fut chez les Indiens célèbres qu'Apollonius apprit qu'il existait un cinquième élément nommé l'éther, dont les génies et les divinités étaient formés, et que le monde est un animal mâle et femelle qui, par lui-même, enfante et produit tout. Il reçut d'eux sept anneaux constellés sur lesquels étaient écrites des choses merveilleuses sur la puissance des astres et la combinaison des éléments.

Il est constant, dit Porphyre (*lib. de Responsis*), que les mages conversaient avec les démons et recevaient d'eux des conseils et des secours. Saint Cyprien, dans son *Livre sur les Idoles*, écrit que les démons se plaisent dans les statues et dans les talismans. C'est de là, dit-il, qu'ils trompent nos esprits, troublent notre sommeil, s'emparent de nos corps, contractent nos membres, détruisent notre santé, engendrent les maladies, inspirent les prophètes, etc.

Les transports au cerveau, la folie, le désordre de l'esprit et de l'imagination, les passions désordonnées, les convulsions même de la Pythie, qu'une émanation terrestre déterminait, ne sont que ce que les anciens nommaient possessions, et proviennent du magnétisme.

L'étude de la nature et de ses secrets, trop négligée, est la cause de notre ignorance, et, par conséquent, de ce ton tranchant et léger qui nous fait rejeter avec suffisance et mépris les vérités qui sortent de notre petite sphère. — Les Gymnosophistes, les Brachmanes, les Mages, les Druides et les Prêtres égyptiens, premiers contemplateurs de la nature et de ses secrets qui nous soient connus, avaient semé de grandes vérités sur la terre. Mais l'esprit systématique qu'Aristote et ses disciples introduisirent dans la Grèce fit abandonner l'étude de la nature. Ils substituèrent des raisonnements subtils à des expériences, les abstractions d'une métaphysique obscure et les rêveries de la dialectique aux vérités que l'étude de la matière avait apprises à leurs prédécesseurs.

Cependant quelques bons esprits, dans tous les temps, voulurent ramener leurs compatriotes aux vrais principes. Un grand philosophe soutint que l'homme n'était né que pour contempler l'univers et sa marche ; et Cicéron dit à Chrisippe (*lib.* 2 *de Nat. deor.*) que le philosophe doit observer la nature comme le bœuf doit labourer, comme le chien doit garder et défendre son maître, comme le coursier doit traîner un char. Dans les siècles postérieurs , quelques Arabes , plusieurs Allemands, un grand nombre de Français s'occupèrent de la science qu'on appelle encore *magie*, et, comme le propre de l'homme est d'abuser des choses les plus sacrées par des secrets dérobés et des pratiques obscures, des charlatans trompèrent, séduisirent, commirent des atrocités, dont la religion et la justice eurent satisfaction, mais aussi on persécuta tous ceux qui s'adonnèrent à la science par excellence. Descartes même, malgré son imagination et son génie, fut trompé par des êtres subalternes et par des chimères qui le révoltèrent, et il alla trop loin, frappant sur l'innocent comme sur le coupable, proscrivant et les sorciers et les sages. Accidents, qualités, vertus occultes, attractions, sympathies, antipathies, furent rejetés par ce grand homme. Il nous éloigna, pour quelque temps, du vrai chemin que les mathématiciens modernes anéantirent.

Mais l'effet des esprits froids détruisant sans élever, glaçant l'âme et ralentissant les travaux de l'imagination, ne tarda pas à s'éteindre. L'étude de l'histoire naturelle, de la physique, de la chimie se poursuivit avec ardeur et profit, et des sages plus subtils travaillèrent dans le silence à conserver et augmenter le dépôt sacré de nos lumières et de nos connaissances.

Dès cette époque, il n'y eut que ceux qui n'avaient jamais ouvert les yeux sur la nature qui purent nier les influences des différents corps. En effet, tout est émission, transpiration, respiration, exhalaison, pression dans la nature. Le monde, pour ainsi dire, est un vaste alambic d'où la nature, en chimiste habile, extrait toutes choses. L'homme est lié à toute la nature; il touche au soleil, aux étoiles les plus éloignées, soit par leurs émanations directes, soit par les corps intermédiaires qui nous les transmettent. Elles se rassemblent sur des foyers sous un point imperceptible et souvent sans changer de nature. — La rapidité des émanations est démontrée par des analogies irréfutables, par la vitesse de la lumière, par celle de notre volonté qui meut l'extrémité de notre corps dans un instant indivisible, par celle des corps célestes qui, s'ils roulent autour d'un centre commun, ou si la matière est sans bornes, se meuvent avec une vitesse infinie dans un temps borné. — La puissance des émanations est prouvée par les effets du tonnerre, par ceux de la poudre fulminante sur l'air qui l'environne, par les coins chargés de vapeurs qui brisent un rocher, par les émanations du soleil qui vivifient la nature. — La ténuité des émanations est sanctionnée par mille expériences ingénieuses. — Quant à leur marche non interrompue, toutes les objections ont été, à cet égard, depuis longtemps vaincues.

En résumé, dans tous les siècles, on a reconnu que les masses particulières étaient réunies par une force secrète que les anciens nommaient âme du monde. Les stoïciens soupçonnaient qu'un feu pénétrant formait les liens de l'univers ; Platon l'appelle une substance qui se remue par elle-même. Epicure lui donne le nom de dieux, Pythagore celui de nombres. Les prêtres égyptiens disaient de ce feu, sous le nom d'Isis : « Je suis tout ce qui a « été, ce qui est et ce qui sera ; personne encore « ne m'a connu. »

Ne pouvons-nous pas reconnaître et proclamer là le magnétisme ?

Cette miraculeuse puissance s'est déclarée dans tous les siècles, comme elle éclate partout, dans le ciel, sur la terre, dans les plantes, dans les métaux, chez les animaux, car tout l'univers est plein de ses œuvres et de ses merveilles.

Malheureux celui qui n'en a jamais senti les salutaires influences !

V

DU SOMNAMBULISME.

L'esprit de l'homme est une lampe divine, il sonde jusqu'aux choses les plus profondes.

SALOMON.

Le somnambulisme, dit le docteur Gall, se distingue du rêve seulement, en ce que dans le rêve il n'y a que sentiment et qu'idées intérieures, tandis que dans le somnambulisme un ou plusieurs sens deviennent encore susceptibles de recevoir des impressions du dehors, et qu'un ou plusieurs instruments des mouvements volontaires sont encore mis en activité.

Le somnambulisme a plusieurs degrés ; en les examinant, à commencer par le degré le plus faible, on arrivera à concevoir les phénomènes les plus étonnants qu'il présente.

Lorsque, malgré tous nos efforts pour nous tenir éveillés, nous ne pouvons plus surmonter tout à fait le sommeil qui nous accable, nous nous endormons partiellement, c'est-à-dire que, tout en dormant, sous certains rapports, nous restons encore éveillés sous d'autres : nous sommeillons. Mais nous entendons encore ce qui se passe autour de nous; c'est ainsi que l'on s'assoupit à cheval et même en marchant ; de temps en temps nous nous éveillons complétement et en sursaut.

D'habitude, le matin, nous ne nous réveillons pas complétement tout d'un coup; nous sommeillons encore, mais nous entendons sonner l'horloge et les cloches, nous entendons le chant du coq et le roulement des voitures : preuve que certains organes isolés peuvent être en activité, non-seulement en tant qu'il existe des sentiments et des idées dans l'intérieur, mais aussi en tant que ces organes mêmes sont susceptibles d'impressions du dehors.

Un rêve très-animé met en action plusieurs parties servant aux mouvements volontaires. On fait des efforts pour se sauver d'un danger, etc.; l'on pousse des cris, l'on parle, l'on rit. Les animaux mêmes font des mouvements analogues à leurs rêves ; le chien aboie et agite ses pattes, etc. Dans ces cas, l'activité, ou la veille, s'étend jusqu'aux instruments de la voix et jusqu'aux extrémités. Quelquefois la personne endormie entend pendant son rêve, de façon que l'on peut faire la conversation avec elle. Dans ces cas-là, l'instrument interne et externe de l'ouïe est dans l'état de veille.

Personne ne doute que l'on puisse entendre pendant un rêve. Mais, peut-on voir pendant un rêve ?

L'expérience prouve qu'il existe des somnambules qui voient de la façon la plus lucide, et tout en ayant les yeux hermétiquement fermés.

L'expérience prouve qu'il existe des somnambules qui annoncent des connaissances sur des matières qui leur ont été toujours inconnues; qui voient dans leur intérieur, et même dans celui des personnes que l'on met en rapport avec eux; qui perçoivent l'avenir et prédisent le cours des maladies, l'effet futur des remèdes qu'ils indiquent, les paroxysmes et le terme des maladies, etc., etc.

Il est donc démontré qu'il y a dans chaque être un autre être doué d'une science infuse, puisqu'il n'est pas donné à l'homme de savoir ce qu'il n'a pas appris.

Dire — avec la médecine — que c'est une maladie, ce n'est pas résoudre le problème; car, enfin que ce soit une personne malade ou en santé qui étale des connaissances sur des sujets qui lui sont étrangers et absolument inconnus dans son état de veille ordinaire, c'est quelque chose de merveilleux, de supérieur. Encore une fois, celui qui parle une langue qu'il n'a jamais sue, qui dicte des remèdes, indique des plantes salutaires qu'il n'a jamais connues, qui décrit un lieu où il n'a jamais été, etc., celui-là possède infailliblement une science qui lui a été infusée, même à son insu; puisque, rendu par le réveil à son état naturel, le somnambule ignore absolument tout ce qu'il a fait et dit pendant son sommeil, ne soupçonne même pas les connaissances qu'il a manifestées, et se retrouve enfin aussi ignorant qu'il l'était avant d'avoir été somnambulisé.

Tous les hommes ne peuvent pas être somnambules. Tous peuvent l'être en puissance, mais non en exercice, parce qu'il ne se trouve pas dans tous les mêmes dispositions physiques. Un sommeil plus ou moins profond, des fibres plus ou moins déliées, plus ou moins sensibles, mille causes qui nous sont inconnues, développent dans l'un ce qui reste sans action dans l'autre. Il y a sans doute derrière la charrue de grands orateurs, de grands généraux, de grands hommes en tous genres, non pas en action, mais en aptitude et en puissance. Il ne leur a manqué que les circonstances qui eussent mis en action les dispositions dont la nature les avait dotés; ainsi en est-il du somnambulisme. Le principe en est commun à tous les hommes, mais il ne se développe que dans ceux qui ont les dispositions morales ou physiques à son exercice, et la nature nous a fait un secret de ces dispositions.

Quoi qu'il en soit, le somnambulisme existe. La découverte s'en est faite, et elle ne se perdra pas. Le temps la mûrira; et, semblable au ruisseau qui ne devient limpide qu'après avoir roulé dans les sables et y avoir déposé son limon, de même le somnambulisme, roulant à travers les contradictions de l'intérêt, ou à travers les critiques de la fausse science, déposera tout ce que la jalousie lui a suscité d'ennemis, tout ce qu'elle lui a prêté de ridicules, tout ce qu'elle lui a supposé de dangers, et, épuré par le temps et l'expérience, il apparaîtra dans tout l'éclat que mérite une si magnifique découverte. Les passions qui l'ont poursuivi s'éteindront, et, forcée à se taire, la postérité accueillera avec empressement tous les secours dont on se refuse malheureusement à reconnaître aujourd'hui les immenses avantages.

VI

INTERVENTION D'UN ESPRIT ÉTRANGER.

L'intervention d'un esprit étranger est admise en principe (1) par les plus célèbres magnétiseurs anciens et modernes.

Wirdig, Robert Fludd, Maxwel, Kircher et Van Helmont voyaient dans le magnétisme : *l'âme du monde*, *l'esprit de l'univers*, *l'influence céleste*, etc. Pour les uns, ce principe réside dans la lumière; pour les autres, dans l'air le plus pur; pour tous, c'est un *esprit* qui pénètre tous les corps et les anime de sa vertu.

Ecoutez Libavius, disciple de Maxwel : « En ré« fléchissant l'esprit principe du magnétisme, « comme on réfléchit la lumière dans une glace, « on peut en diriger l'action sur un individu. »

Mesmer dit positivement, comme ses maîtres du XVIe siècle, que « le magnétisme part d'un prin« cipe universel, sidéral même; c'est en s'insi« nuant dans la substance des nerfs qu'il les « affecte immédiatement. »

Il explique tous ces effets magnétiques, tels que pressentiments, prévisions, etc., par « la média« tion de fluides de différents ordres qui existent

(1) Voir le remarquable mémoire intitulé : *Des Esprits et de leurs manifestations fluidiques*, que M. J. Eudes de Mirville a adressé à l'Académie en 1853.

« entre l'éther et la matière élémentaire, et qui se « trouvent aussi supérieurs à l'éther que celui-ci « peut l'être à l'air commun. »

Ainsi, tandis que le plus grand nombre des magnétiseurs actuels ne reconnait que deux agents : la *volonté* et le *fluide nerveux*, Mesmer en reconnaissait trois : la volonté, le fluide nerveux et le magnétisme animal. Bien plus, loin encore de définir le magnétisme : la sécrétion du fluide nerveux, c'était l'action, mieux que cela, *l'insinuation d'un agent supérieur* dans la substance intime des nerfs, par la médiation des fluides supérieurs à l'éther.

Pour le docteur Deslon, ce premier disciple de Mesmer, « le fluide magnétique sort de la terre ; « c'est pourquoi il paraît abonder principalement « dans les régions polaires, où la terre aplatie offre « une surface moins profonde à son émission. »

Pour l'abbé Faria, ce magnétiseur terrible, dont la seule présence faisait évanouir les somnambules, qui l'appelaient l'ennemi de leur repos, le magnétisme n'était l'œuvre ni de la volonté ni d'aucun fluide. Selon lui, « les procédés magné- « tiques, quels qu'ils soient, ne sont que la cause « occasionnelle qui engage la cause réelle et pré- « cise à se mettre en action. »

Pour le docteur Teste, « c'est une manifestation « déterminée, quoique méconnue, de l'âme uni- « verselle. » Dans ses leçons, il parle de « cet en- « vahissement étranger, de cette cause narcotique « qui subjugue sourdement comme une sorte « d'agent toxique, dont on n'est pas le maître de « se débarrasser. » Il cite l'intervention fatale d'un

« pouvoir fascinateur, » et il explique ainsi les convulsions : « c'est la résistance à l'agent exté- « rieur, à la puissance mystérieuse et étrangère « à l'organisation, qui vient prendre possession « du corps. »

En Allemagne, le magnétisme est aussi regardé comme l'action d'un agent extérieur.

Ennemoser, de Stuttgard, convient que « la « cause magnétique se trouve entre les influences « spirituelles et matérielles mixtes, et que sa sphère « est entre la céleste et la naturelle. »

Le célèbre Eschenmayer, de Tubingen, affirme : « l'extériorité de ce principe extraordinaire, qui ré- « siste à toutes les forces physiques, mécaniques « et chimiques, et qui, pénétrant dans la substance « des corps — comme un être spirituel — triomphe « même du feu. »

Enfin, le baron Du Potet constate que : « les « effets du magnétisme animal ne sont pas sim- « plement dus au développement d'une faculté « humaine, mais il faut y reconnaître, avant tout, « l'intervention, pour le moins sollicitante, d'une « cause extra-naturelle ou surhumaine. »

VII

PROPOSITIONS MAGNÉTIQUES DE MESMER.

> Pendant le sommeil l'âme remplit toutes les fonctions, tant celles qui lui sont propres que celles du corps. Si donc quelqu'un pouvait saisir avec un jugement sain cet état de l'âme dans le sommeil, celui-là aurait fait un grand pas dans la science de la sagesse.
>
> HIPPOCRATE.

I. — Il existe une influence mutuelle entre les corps célestes, la terre et les corps animés.

II. — Un fluide universellement répandu et continué de manière à ne souffrir aucun vide, dont la subtilité ne permet aucune comparaison, et qui, de sa nature, est susceptible de recevoir, propager et communiquer toutes les impressions du mouvement, est le moyen de cette influence.

III. — Cette action réciproque est soumise à des lois mécaniques inconnues jusqu'à présent.

IV. — Il résulte de cette action des effets alternatifs qui peuvent être considérés comme un flux et reflux.

V. — Ce flux et reflux est plus ou moins général, plus ou moins particulier, plus ou moins composé, selon la nature des causes qui le déterminent.

VI. — C'est par cette opération, la plus universelle de celles que la nature nous offre, que les relations d'activité s'exercent entre les corps célestes, la terre et ses parties constitutives.

VII. — Les propriétés de la matière et du corps organisé dépendent de cette opération.

VIII. — Le corps animal éprouve les effets alternatifs de cet agent, et c'est en s'insinuant dans la substance des nerfs qu'il les affecte immédiatement.

IX. — Il se manifeste particulièrement dans le corps humain des propriétés analogues à celles de l'aimant; on y distingue des pôles également divers et opposés qui peuvent être communiqués, changés, détruits et renforcés; le phénomène même de l'inclinaison y est observé.

X. — La propriété du corps animal qui le rend susceptible de l'influence des corps célestes et de l'action réciproque de ceux qui l'environnent, manifestée par son analogie avec l'aimant, l'a fait nommer *Magnétisme animal.*

XI. — L'action et la vertu du Magnétisme animal ainsi caractérisées peuvent être communiquées à d'autres corps animés et inanimés. Les uns et les autres en sont cependant plus ou moins susceptibles.

XII. — Cette action et cette vertu peuvent être renforcées et propagées par ces mêmes corps.

XIII. — On observe à l'expérience l'écoulement

d'une matière dont la subtilité pénètre tous les corps sans perdre notablement de son activité.

XIV. — Son action a lieu à une distance éloignée, sans le secours d'aucun corps intermédiaire.

XV. — Elle est augmentée et réfléchie par les glaces, comme la lumière.

XVI. — Elle est communiquée, propagée et augmentée par le son.

XVII. — Cette vertu magnétique peut être accumulée, concentrée et transportée.

XVIII. — Les corps animés n'en sont pas également susceptibles, et il en est même, quoique très-rares, qui ont une propriété si opposée, que leur seule présence détruit tous les effets de ce magnétisme dans les autres corps.

XIX. — Cette vertu opposée pénètre aussi tous les corps; elle peut être également communiquée, propagée, accumulée, concentrée et transportée, réfléchie par les glaces et propagée par le son; ce qui constitue non-seulement une privation, mais une vertu opposée, positive.

XX. — L'aimant soit naturel, soit artificiel, est, ainsi que les autres corps, susceptible du Magnétisme animal, et même de la vertu opposée, sans que, ni dans l'un ni dans l'autre cas, son action sur le fer et l'aiguille souffre aucune altération; ce qui prouve que le principe du magnétisme diffère essentiellement de celui du minéral.

XXI. — Ce système fournit de nouveaux éclaircissements sur la nature du feu et de la lumière, ainsi que dans la théorie de l'attraction, du flux et reflux, de l'aimant et de l'électricité.

XXII. — Il prouve que l'aimant et l'électricité artificielle n'ont, à l'égard des maladies, que des propriétés communes avec plusieurs autres agents que la Nature nous offre, et que, s'il est résulté quelques effets utiles de l'administration de ceux-là, ils sont dus au Magnétisme animal.

XXIII. — On reconnaît par les faits — d'après les règles pratiques — que ce principe peut guérir immédiatement les maladies de nerfs et médiatement les autres.

XXIV. — Qu'avec son secours, le médecin est éclairé sur l'usage des médicaments ; qu'il perfectionne leur action et qu'il provoque et dirige les crises salutaires de manière à s'en rendre maître.

XXV. — Avec cette connaissance, le médecin jugera sûrement l'origine, la nature et les progrès des maladies, même des plus compliquées ; il en empêchera l'accroissement et parviendra à leur guérison sans jamais exposer le malade à des effets dangereux ou des suites fâcheuses, quels que soient l'âge, le tempérament et le sexe. Les femmes même dans l'état de grossesse et lors des accouchements jouiront du même avantage.

XXVI. — Cette doctrine enfin met le médecin en état de bien juger du degré de santé de chaque individu et de le préserver des maladies auxquelles il pourrait être exposé. L'art de guérir doit donc parvenir ainsi à sa dernière perfection.

VIII

NOTIONS ET PRINCIPES MAGNÉTIQUES DE DELEUZE.

> L'esprit, dans l'extase, s'élance, va au-devant des causes et des effets, en saisit l'ensemble avec la plus grande vitesse, et le confie à l'imagination pour en tirer le résultat futur.
>
> ARISTOTE.

I. — L'homme a la faculté d'exercer sur ses semblables une influence salutaire en dirigeant sur eux, par sa volonté, le principe qui nous anime et nous fait vivre.

II. — On donne à cette faculté le nom de *Magnétisme* : elle est une extension du pouvoir qu'ont tous les êtres vivants d'agir sur ceux de leurs propres organes qui sont soumis à la volonté.

III. — Nous ne nous apercevons de cette faculté que par les résultats, et nous n'en faisons usage qu'autant que nous le voulons.

IV. — Donc la première condition pour magnétiser, c'est de vouloir.

V. — Comme nous ne pouvons comprendre qu'un corps agisse sur un autre à distance sans qu'il y ait entre eux quelque chose qui établisse la communication, nous supposons qu'il émane de celui qui magnétise dans la direction imprimée par la volonté. C'est cette substance, la même qui entretient chez nous la vie, que nous nommons *fluide magnétique*. La nature de ce fluide est inconnue, son existence même n'est pas démontrée; mais tout se passe comme s'il existait, et cela suffit pour que nous l'admettions dans l'indication que nous donnons des moyens d'employer le magnétisme.

VI. — L'homme est composé d'un corps et d'une âme, et l'influence qu'il exerce participe des propriétés de l'un et de l'autre. Il s'ensuit qu'il y a trois actions dans le magnétisme : 1° l'action physique, 2° l'action spirituelle, 3° l'action mixte. Il est facile de distinguer que les phénomènes appartiennent à chacune de ces trois actions.

VII. — Si la volonté est nécessaire pour diriger le fluide, la croyance est nécessaire pour qu'on fasse usage, sans efforts et sans tâtonnement, des facultés qu'on possède. La confiance en la puissance dont on est doué fait aussi qu'on agit sans efforts et sans distraction. Au reste, la confiance n'est qu'une suite de la croyance; elle en diffère seulement en ce qu'on se croit doué soi-même d'une puissance dont on reconnaît la réalité.

VIII. — Pour qu'un individu agisse sur un autre, il faut qu'il existe entre eux une sympathie morale et physique, comme il en existe une entre tous les membres d'un corps animé. La sympathie physique s'établit par des moyens connus des magnétiseurs; la sympathie morale, par le désir qu'on a de faire du bien à quelqu'un qui désire en recevoir, ou par des idées et des vœux qui, les occupant également l'un et l'autre, forment entre eux une communication de sentiments. Lorsque cette sympathie est bien établie entre deux individus, on dit qu'ils sont en rapport.

IX. — Ainsi la première condition pour magnétiser, c'est la volonté; la seconde, c'est la confiance que celui qui magnétise a en ses forces; la troisième, c'est la bienveillance ou le désir de faire du bien. Une de ces qualités peut suppléer aux autres jusqu'à un certain point; mais pour que l'action du magnétisme soit à la fois énergique et salutaire, il faut que les trois conditions soient réunies.

X. — Le fluide magnétique qui émane de nous peut non-seulement agir directement sur la personne que nous voulons magnétiser, il peut encore lui être porté par un intermédiaire chargé de ce fluide auquel on imprime un mouvement déterminé.

XI. — L'action directe du magnétisme cesse lorsque le magnétiseur cesse de vouloir, mais le mouvement imprimé par le magnétisme ne cesse pas pour cela, et la plus petite circonstance suffit quelquefois pour renouveler les phénomènes qu'il a d'abord produits.

XII. — La volonté constante suppose continuité d'attention; mais l'attention se soutient sans efforts lorsqu'on a une entière confiance en ses forces. Un homme qui marche vers un but est toujours attentif à éviter les obstacles, à mouvoir ses pieds dans la direction convenable; mais cette sorte d'attention lui est si naturelle, qu'il ne s'en rend pas compte, parce qu'il a d'abord déterminé son mouvement, et qu'il reconnaît en lui la force nécessaire pour le continuer.

XIII. — L'action qu'exerce le fluide magnétique étant relative au mouvement qui lui a été imprimé, cette action ne sera salutaire qu'autant qu'elle sera accompagnée d'une bonne intention.

XIV. — Le magnétisme, ou l'action de magnétiser, se compose de trois choses : 1° la volonté d'agir, 2° un signe qui soit l'expression de cette volonté, 3° la confiance au moyen qu'on emploie. Si le désir du bien n'est pas réuni à la volonté d'agir, il pourra y avoir quelques effets, mais ces effets seront désordonnés.

XV. — L'émanation du magnétiseur, ou son fluide magnétique, exerçant une influence physique sur le magnétisé, il s'ensuit que le magnétiseur doit être en bonne santé. Cette influence se faisant, à la longue, sentir sur le moral, il s'ensuit que le magnétiseur doit être digne d'estime par la droiture de son esprit, la pureté de ses sentiments et l'honnêteté de son caractère. La connaissance de ce principe est également importante pour ceux qui magnétisent et pour ceux qui se font magnétiser.

XVI. — La faculté de magnétiser existe chez tous les hommes, mais tous ne la possèdent pas au même degré. Cette différence de puissance magnétique entre les divers individus tient à ce que les uns sont supérieurs aux autres par certaines qualités morales ou physiques. Dans l'ordre moral, ces qualités sont : la confiance en ses forces, l'énergie de la volonté, la facilité de soutenir et de concentrer son attention, le sentiment de bienveillance qui nous unit à un être souffrant ; la force d'âme, qui fait qu'on reste calme et que l'on conserve son sang-froid au milieu des crises les plus alarmantes ; la patience, qui empêche de se lasser dans une lutte longue et pénible ; le désintéressement, qui porte à s'oublier soi-même pour ne s'occuper que de l'être à qui l'on donne ses soins et qui éloigne la vanité et même la curiosité. — Dans l'ordre physique, ce sont d'abord une bonne santé, ensuite une force particulière différente de celle-là même qui sert à soulever des fardeaux ou à mettre en mouvement des corps lourds, et dont on ne reconnaît en soi l'existence et le degré d'énergie que par l'essai qu'on en fait.

XVII. — Ainsi il est des hommes qui ont une puissance magnétique fort supérieure à celle des autres ; chez quelques-uns même elle est telle, que, dans plusieurs cas, ils sont obligés de la modérer.

XVIII. — La vertu magnétique se développe par l'exercice, et l'on en fait usage avec plus de facilité et de succès lorsqu'on a acquis l'habitude de s'en servir.

XIX. — Quoique le fluide magnétique s'échappe de tout le corps et que la volonté suffise pour lui imprimer une direction, les organes par lesquels nous agissons hors de nous sont les instruments les plus propres pour le lancer dans le sens déterminé par la volonté. C'est par cette raison que nous nous servons de nos mains et de nos yeux pour magnétiser. La parole qui manifeste notre volonté peut souvent exercer une action lorsque le rapport est bien établi ; les sons mêmes qui partent du magnétiseur, étant produits par une force vitale, agissent sur les organes du magnétisé.

XX. — L'action du magnétisme peut se porter à de très-grandes distances, mais elle n'agit de cette manière que sur un individu avec lequel on est parfaitement en rapport.

XXI. — Tous les hommes ne sont pas sensibles à l'action magnétique, et les mêmes le sont plus ou moins, selon les dispositions momentanées dans lesquelles ils se trouvent. Ordinairement le magnétisme n'exerce aucune action sur les personnes qui jouissent d'une santé parfaite. Le même homme qui était insensible au magnétisme dans l'état de santé en éprouve des effets dès qu'il est malade. Il est telle maladie dans laquelle l'action du magnétisme ne se fait pas apercevoir, telle autre sur laquelle cette action est évidente.

XXII. — La nature a établi un rapport ou une sympathie physique entre quelques individus ; c'est par cette raison que plusieurs magnétiseurs agissent beaucoup plus promptement et plus efficacement sur certains individus que sur d'autres, et que le même magnétiseur ne convient pas également à chacun ; et plusieurs personnes se croient insensibles à l'action du magnétiseur, parce qu'elles n'ont pas rencontré le magnétiseur qui leur convient.

XXIII. — La vertu magnétique existe également et au même degré dans les deux sexes ; et les femmes doivent être préférées pour magnétiser les femmes.

XXIV. — Plusieurs personnes éprouvent beaucoup de fatigue lorsqu'elles magnétisent, d'autres n'en éprouvent pas; cette fatigue ne tient pas aux mouvements que l'on fait, mais à l'émission du principe vital ou fluide magnétique. Celui qui n'est pas doué d'une grande force magnétique s'épuiserait à la longue, s'il magnétisait tous les jours pendant plusieurs heures. Au reste, plus on est exercé à magnétiser, moins on se fatigue, parce qu'on n'emploie que la force nécessaire.

XXV. — Les enfants, depuis l'âge de sept ans, magnétisent très-bien lorsqu'ils ont vu magnétiser; ils agissent par imitation, avec une entière confiance, avec une volonté déterminée, sans nul effort, sans être distraits par le moindre doute, ni par la curiosité, mais il ne faut pas leur permettre de magnétiser, parce que cela nuirait à leur développement et pourrait les épuiser.

XXVI. — La confiance, qui est une condition essentielle chez le magnétiseur, n'est pas nécessaire chez le magnétisé; on agit également sur ceux qui croient au magnétisme et sur ceux qui n'y croient pas. Il suffit que le magnétisé s'abandonne et qu'il n'oppose aucune résistance. Cependant, la confiance contribue à l'efficacité du magnétisme comme à celle de la plupart des remèdes.

XXVII. — En général le magnétisme agit d'une manière plus sensible et plus efficace sur les personnes qui ont mené une vie simple et frugale, et qui n'ont pas été agitées par les passions, que sur celles chez qui l'action de la nature a été troublée, soit par les habitudes du grand monde, soit par les remèdes. Le magnétisme ne fait qu'employer, régulariser et diriger les forces de la nature; plus la marche de la nature a été dérangée par des agents étrangers, plus il est difficile au magnétiseur de la rétablir.

XXVIII. — Quoique le choix de tel ou tel procédé ne soit pas essentiel pour diriger l'action du magnétisme, il est utile de s'être fait une méthode que l'on suit par habitude et sans y penser, afin de n'être jamais embarrassé, et de ne pas perdre de temps à chercher quels mouvements il est le plus à propos de faire.

XXIX. — Lorsqu'on a acquis l'habitude de concentrer son attention et de se séparer de tout ce qui est étranger à l'objet dont on s'occupe, on éprouve en soi-même une impulsion instinctive qui détermine à porter l'action sur tel ou tel organe, et à la modifier de telle ou telle manière. — Il faut obéir à cette impulsion sans en rechercher la cause. Lorsque la personne qu'on magnétise s'abandonne entièrement à l'action qu'on exerce, sans être distraite par d'autres idées, il arrive souvent qu'un instinct semblable la met à même d'indiquer les procédés qui lui conviennent le mieux, et le magnétiseur doit alors se laisser diriger par elle.

XXX. — Le magnétisme excite souvent des douleurs ou des crises, dont il ne faut jamais s'inquiéter, et qu'il est même dangereux parfois d'interrompre ou de troubler.

XXXI. — La faculté du magnétisme étant la plus belle et la plus précieuse que Dieu ait donnée à à l'Homme, il doit regarder l'exercice du magnétisme comme un acte religieux qui exige le plus grand recueillement et la plus grande pureté d'intention.

IX

VÉRITÉS MAGNÉTIQUES

RECONNUES PAR

L'ACADÉMIE DE MÉDECINE DE PARIS.

> L'homme réunit en lui toutes les puissances de la nature, il communique par ses sens avec les objets les plus éloignés ; son individu est un centre où tout se rapporte, un point où tout l'univers entier se réfléchit, un monde en raccourci.
>
> BUFFON

Au temps de Mesmer, la Société royale de médecine fit faire de nombreuses expériences sur le magnétisme, et les rapports de ses commissaires ne lui furent point favorables; cependant, l'un d'eux, M. de Jussieu, s'isola de la commission et rédigea un rapport extraordinaire.

Depuis, malgré la réprobation dont il était frappé, le magnétisme donna lieu à de laborieuses recherches et à des observations multipliées. On vit même des membres de l'Académie royale de médecine s'en occuper spécialement.

Enfin, ce corps illustre, institué pour faire progresser la science et accroître le soulagement de l'humanité, ne crut pas pouvoir se refuser plus longtemps à recommencer l'examen du magnétisme animal, après y avoir été provoqué par le vœu public que lui transmit courageusement le docteur Foissac en 1825.

Une nouvelle commission fut nommée en 1826; elle était composée de MM. Bourdois de Lamotte, président; Double, Fouquier, Itard, Queneau de Mussy, Guersent, J. J. Leroux, Magendie, Marc, Thillaye et Husson.

Après cinq années d'expériences minutieuses et approfondies, le rapport de ces commissaires, lu dans les séances de l'Académie royale de médecine des 21 et 28 juin 1831, assura une éclatante victoire au magnétisme!

En voici les remarquables conclusions :

I. — Le contact des pouces ou des mains, les frictions ou certains gestes que l'on fait à peu de distance du corps, et appelés *passes*, sont les moyens employés pour mettre en rapport, ou en d'autres termes, pour transmettre l'action du magnétisme au magnétisé.

II. — Les moyens qui sont extérieurs et visibles ne sont pas toujours nécessaires, puisque, dans plusieurs occasions, la volonté, la fixité du regard ont suffi pour produire les phénomènes magnétiques, même à l'insu des magnétisés.

III. — Le magnétisme agit sur des personnes de sexes et d'âges différents.

IV. — Le temps nécessaire pour transmettre et faire éprouver l'action magnétique varie depuis une heure jusqu'à une minute.

V. Le magnétisme n'agit pas en général sur les personnes bien portantes.

VI. — Il n'agit pas non plus sur tous les malades.

VII. — Il se déclare quelquefois, pendant qu'on magnétise, des effets insignifiants et fugaces, qu'on n'attribue pas au magnétisme seul, tels qu'un peu d'oppression, de chaleur ou de froid, et quelques autres phénomènes nerveux, dont on peut se rendre compte sans l'intervention d'un agent particulier, savoir, par l'espérance ou la crainte, la prévention et l'attente d'une chose inconnue et nouvelle, l'ennui qui résulte de la monotonie des gestes, le silence et le repos observés dans les expériences; enfin, par l'imagination, qui exerce un si grand empire sur certains esprits et sur certaines organisations.

VIII. — Un certain nombre de phénomènes physiologiques et thérapeutiques dépendent du magnétisme.

IX. — Les effets réels produits par le magnétisme sont très-variés; il agite les uns, calme les autres; le plus ordinairement il cause l'accélération momentanée de la respiration et de la circulation, des mouvements convulsifs fibrillaires passagers, ressemblant à des secousses électriques, un engourdissement plus ou moins profond, de l'assoupissement, de la somnolence, et dans un petit nombre de cas, ce que les magnétiseurs appellent *somnambulisme*.

X. — L'état de somnambulisme existe quand il donne lieu au développement des facultés nouvelles qui ont été désignées sous les noms de *clairvoyance, d'intuition, de prévision intérieure*, ou qu'il produit de grands changements dans l'état physiologique, comme l'*insensibilité*, un *accroissement subit et considérable de forces*, et quand cet effet ne peut être rapporté à une autre cause.

XI. — Souvent le sommeil, provoqué avec plus ou moins de promptitude, et établi à un degré plus ou moins profond, est un effet réel du magnétisme.

XII. — Le sommeil est provoqué dans des circonstances où les magnétisés n'ont pu avoir et ont ignoré les moyens employés pour le déterminer.

XIII. — Lorsqu'on a fait tomber une fois une personne dans le sommeil magnétique, on n'a pas toujours besoin de recourir au contact et aux passes pour la magnétiser de nouveau. Le regard du magnétiseur, sa volonté seule ont sur elle la même influence. Dans ce cas, on peut non-seulement agir sur le magnétisé, mais encore le mettre complétement en somnambulisme, et l'en faire sortir à son insu, hors de sa vue, à une certaine distance et au travers des portes fermées.

XIV. — Il s'opère ordinairement des changements plus ou moins remarquables dans les perceptions et les facultés des individus qui tombent en somnambulisme par l'effet du magnétisme.

Quelques-uns, au milieu du bruit de conversations confuses, n'entendent que la voix de leur magnétiseur; plusieurs répondent d'une manière précise aux questions que celui-ci ou que les personnes avec lesquelles on les a mis en rapport, leur adressent; d'autres entretiennent des conversations avec toutes les personnes qui les entourent; toutefois, il est rare qu'ils entendent ce qui se passe autour d'eux. La plupart du temps ils sont complétement étrangers au bruit extérieur et inopiné fait à leur oreille, tel que le retentissement de vases de cuivre vivement frappés près d'eux, la chute d'un meuble, etc.

Les yeux sont fermés, les paupières cèdent difficilement aux efforts qu'on fait avec la main pour les ouvrir. Cette opération, qui n'est pas sans douleur, laisse voir le globe de l'œil convulsé et porté vers le haut, et quelquefois vers le bas de l'orbite.

Quelquefois l'odorat est comme anéanti. On peut leur faire respirer l'acide muriatique ou l'ammoniaque, sans qu'ils en soient incommodés, sans même qu'ils s'en doutent. Le contraire a lieu dans certains cas, et ils sont sensibles aux odeurs.

La plupart des somnambules sont complétement insensibles; on peut leur chatouiller les pieds, les narines et l'angle des yeux par l'approche d'une plume, leur pincer la peau de manière à l'ecchymoser, la piquer sous l'ongle avec des épingles enfoncées à l'improviste, à une assez grande profondeur, sans qu'ils témoignent de la douleur, sans qu'ils s'en aperçoivent. Enfin, il en est qui sont insensibles aux opérations les plus douloureuses de la chirurgie, et dont ni la figure, ni le pouls, ni la respiration ne dénotent pas la plus légère émotion.

XV. — Le magnétisme a la même intensité, il est aussi promptement ressenti à une distance de six pieds que de six pouces, et les phénomènes qu'il développe sont les mêmes dans les deux cas.

XVI. — L'action à distance ne paraît pouvoir s'exercer avec succès que sur des individus qui ont été déjà soumis au magnétisme.

XVII. — Il est rare qu'une personne magnétisée pour la première fois, tombe en somnambulisme; ce n'est guère qu'à la huitième ou dixième séance que le somnambulisme se déclare.

XVIII. — Le sommeil ordinaire — qui est le repos des organes des sens, des facultés intellectuelles et des mouvements volontaires — précède et termine constamment l'état de somnambulisme.

XIX. — Pendant qu'ils sont en somnambulisme, les magnétisés conservent l'exercice des facultés qu'ils ont pendant la veille. Leur mémoire même paraît plus fidèle et plus étendue, puisqu'ils se souviennent de ce qui s'est passé pendant tout le temps et toutes les fois qu'ils ont été en somnambulisme.

XX. — A leur réveil, ils disent avoir oublié totalement toutes les circonstances de l'état de somnambulisme et ne s'en ressouvenir jamais.

XXI. — Les forces musculaires des somnambules sont quelquefois engourdies et paralysées; d'autres fois les mouvements ne sont que gênés, et les somnambules marchent ou chancèlent à la manière des hommes ivres, et sans éviter, quelquefois aussi en évitant les obstacles qu'ils rencontrent sur leur passage. Il y a des somnambules qui conservent intact l'exercice de leurs mouvements; on en voit même qui sont plus forts et plus agiles que dans l'état de veille.

XXII. — Des somnambules distinguent, les yeux fermés, les objets que l'on a placés devant eux, — désignent, sans les toucher, la couleur et la valeur des cartes, — lisent des mots tracés à la main ou quelques lignes de livres ouverts au hasard. — Et ces phénomènes ont lieu alors même qu'avec les doigts on ferme exactement l'ouverture des paupières.

XXIII. — Des somnambules prévoient des actes de l'organisme plus ou moins éloignés, plus ou moins compliqués. — Il en est qui annoncent plusieurs jours, plusieurs mois d'avance, le jour, l'heure et la minute de l'invasion et du retour d'accès épileptiques; d'autres indiquent l'époque de sa guérison, et leurs prévisions se réalisent avec une exactitude remarquable.

XXIV. — Considéré comme agent de phénomènes physiologiques, ou comme moyen thérapeutique, le magnétisme doit trouver sa place dans le cadre des connaissances médicales, comme une branche très-curieuse de psychologie et d'histoire naturelle.

X

DU MAGNÉTISÉ.

Avant de détailler la pratique du magnétisme, voyons d'abord quels sont les sujets les plus aptes à être magnétisés.

Les femmes sont incomparablement plus magnétisables que les hommes, ce qui se conçoit facilement puisque, par leur organisation, elles ont plus de sensibilité, plus d'exaltation, plus de vénération, et moins d'énergie et d'orgueil. Par conséquent, leur foi est plus vive, condition indispensable pour la production des phénomènes magnétiques.

Quand les femmes croient, elles croient vivement; elles savent sentir et non pas raisonner.

Il n'en est pas ainsi des hommes. Ils ne croient que difficilement, et souvent même, quand ils sont arrivés à croire, ils ont encore l'extrême faiblesse de rougir de leur croyance.

En outre, les femmes sont beaucoup plus faibles, plus délicates et impressionables que les hommes, parce que chez elles le système nerveux est le système prédominant.

Quant aux enfants, plusieurs auteurs prétendent que c'est à tort qu'on les magnétise, puisqu'on ne peut rien obtenir d'eux.

Nous pouvons affirmer qu'ils se sont trompés, et que, même chez l'enfant, on obtient de beaux résultats en expériences physiques et salutaires. La première jeunesse et l'adolescence sont les époques de la vie les plus favorables au magnétisme, et c'est surtout à l'approche ou dans les premiers temps de la puberté que les jeunes filles offrent le plus de prise à l'action magnétique. Toutefois, on doit s'abstenir d'opérer sur une jeune fille qui voit pour la première fois les indices de la puberté, ainsi que sur les femmes qui atteignent l'âge critique.

En général, le magnétisme réussit activement chez les femmes délicates, dépourvues d'embonpoint, douées d'une sensibilité très-vive, enthousiastes et ardentes.

Choisissez surtout des personnes qui vous soient sympathiques et qui aient entière confiance en vous, car l'antipathie morale et le manque de confiance sont deux ennemis déclarés du magnétisme.

XI

DU MAGNÉTISEUR.

Il faut que le magnétiseur n'ait rien de repoussant, car il est évident que la répugnance ne peut pas disposer à recevoir l'agent magnétique. En outre, il doit être bien portant, parce que son action sera plus forte, son influence plus bienfaisante, et que les magnétiseurs mal portants occasionnent des douleurs à leurs magnétisés; — dans la force de l'âge ou dans l'âge mûr, parce que l'énergie de la volonté est alors à son plus haut degré; — qu'il soit grave, affectueux, parce que ces qualités attirent la confiance et l'abandon. Qu'il soit aussi supérieur au magnétisé si c'est possible, soit par son rang, son âge, ses qualités intellectuelles et morales, soit de toute autre manière; en un mot, il faut qu'il exerce sur le magnétisé un ascendant quelconque!

Que rien ne vienne distraire le magnétiseur pendant qu'il opère; son attention doit être pleine et entière, car toute distraction est funeste à son succès.

Parmi les magnétiseurs, ceux qui sont vifs, ardents, enthousiastes, réussissent mieux; ils paraissent aux magnétisés jeter des flammes. L'expression du visage aide puissamment l'action magnétique, les regards et l'air pénétré du magnétiseur sont de précieux auxiliaires.

XII

DE LA PRATIQUE.

Pour expérimenter, il est d'absolue nécessité d'avoir peu de témoins et d'opérer dans le calme et dans des lieux qui n'inspirent à l'âme ni émotion, ni contrariété.

Il faut aussi avoir confiance dans sa force, ne pas douter de soi, et être rempli de sécurité pour la personne magnétisée.

Telles sont les premières conditions du magnétisme.

Passons maintenant aux procédés.

Le magnétiseur doit se placer en face de la personne qu'il magnétise, et la faire asseoir de manière à la toucher par les genoux et le bout des pieds. Alors, il lui prendra les deux pouces de manière à ce qu'ils soient parallèles intérieurement aux siens. Il restera ainsi environ deux minutes, temps suffisant pour la mise en rapport.

Il est utile que le magnétiseur ne soit pas distrait, et que, les premières fois seulement, ses jambes restent posées sur le sol, sans les croiser ni les porter sur une chaise.

Après la mise en rapport, portez les deux mains au front, pendant deux ou trois minutes seulement, en ayant soin qu'elles soient concaves autant que possible, afin d'y conserver plus de chaleur.

ce qui est fort utile, le froid étant toujours contraire au magnétisme, ainsi que l'électricité. D'où il résulte qu'on doit opérer dans un appartement chaud, et s'abstenir de magnétiser lorsque le temps est à l'orage.

Aussitôt après l'imposition des mains, descendez-les lentement tout le long des bras et des jambes, jusqu'aux extrémités des pieds, en ayant soin de renouveler ces passes cinq à six fois, et de tenir — comme pour toutes les autres passes — vos doigts un peu écartés, et les mains légèrement courbées.

Vous vous arrêterez dans ces grandes passes une minute au moins sur les oreilles, puis une autre minute sur les épaules, sans toucher, et toujours parallèlement aux oreilles et aux épaules.

Ces passes se commencent depuis le milieu de la tête, et il faut avoir soin de fermer les mains dès qu'elles arrivent aux extrémités des pieds. Puis, vous les ouvrez subitement quand elles sont ramenées sur la tête, où vous les portez avec force.

La volonté d'agir doit être continuellement calme et soutenue.

A ces premières passes en succèdent d'autres depuis la tête jusqu'aux extrémités des bras; puis jusqu'à la ceinture en passant lentement les mains devant la figure.

On peut s'arrêter sur l'estomac en plaçant les deux mains parallèles l'une à l'autre, et en dirigeant l'extrémité des doigts sur l'estomac même.— Toutefois on ne doit se servir qu'à toute extrémité de ces dernières passes, très-fatigantes pour la personne magnétisée.

Souvent aussi l'on pratique des passes tout autour de la personne magnétisée ; puis, on divise les deux mains en passant l'une devant et l'autre derrière. — Ces passes s'emploient jusqu'à la ceinture.

Autant que possible magnétisez tous les jours à la même heure et à peu près le même temps. Du reste, une fois parvenue au somnambulisme, la

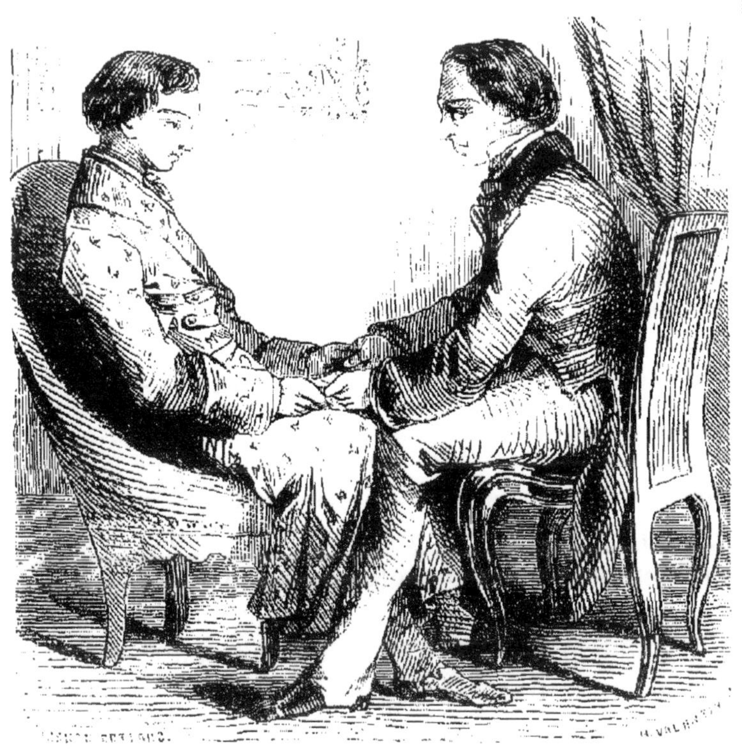

personne magnétisée aura soin de l'indiquer elle-même, comme elle indique aussi si elle est trop ou pas assez magnétisée.

Il est encore d'autres passes qui produisent beaucoup d'effet, même sur les personnes les moins magnétisables. Ce sont celles qui sont prises depuis l'extrémité de la tête, et ramenées seulement jusqu'aux yeux. Là, vous placez une ou deux mains devant les yeux du magnétisé, et vous restez ainsi le plus de temps possible. Vous y déployez une grande énergie, et même il est nécessaire de n'employer qu'une seule main, pour continuer avec l'autre quand la première sera fatiguée.

Il est bien entendu que — pour la mise en rapport, comme pour les passes — vous devez fixer la personne et ne pas la perdre de vue un seul instant.

Fixez-la soit au front, soit à l'estomac. Quand on magnétise une femme il vaut mieux la fixer à l'estomac; c'est plus décent et plus commode pour l'un comme pour l'autre.

Lorsque le magnétiseur se sent fatigué, qu'il cesse tout de suite, car alors il n'a plus aucun pouvoir.

Avec un peu d'attention on reconnaîtra, dès la première séance, quelles sont les passes qui ont le plus de puissance sur la personne qu'on veut magnétiser, et l'on devra les pratiquer aux séances suivantes.

Il suffit d'endormir deux ou trois fois pour n'avoir plus recours aux passes, car alors il suffira de la mise en rapport, et, au bout d'une huitaine on endormira facilement, même à distance d'une chambre à l'autre.

Lorsqu'on a obtenu le sommeil magnétique, il faut se garder de tourmenter le magnétisé par des questions indiscrètes; l'état ou il se trouve est tout nouveau et fort extraordinaire; il se recueille et examine. On doit donc attendre. Après quelques instants, le magnétisé parle de lui-même; exécutez alors des gestes qui vous feront connaître si vous pouvez l'interroger. Agissez avec prudence et procédez graduellement.

XIII

DU RÉVEIL DU MAGNÉTISÉ.

Ayez soin de réveiller le magnétisé aussitôt qu'il en manifeste le désir. Pour cela, exécutez quelques passes douces, afin de calmer, et avec tous les muscles détendus; ce qui est contraire dans les passes employées pour endormir.

Puis, faites des passes transversales, et soufflez de temps en temps sur toutes les parties de la tête, jusqu'à ce que vous ayez opéré un réveil complet.

Quelques sujets se réveillent par la seule volonté du magnétiseur.

Il est bien de demander d'abord aux magnétisés s'ils souffrent et s'ils sont fatigués. Dans ce cas, ne les réveillez qu'après avoir entièrement calmé ou guéri la partie malade.

Ces légers accidents arrivent quelquefois par une trop grande influence du fluide magnétique qui s'est amassé dans une seule partie du corps du magnétisé.

XIV

PRATIQUES DIVERSES.

> Les hommes, pendant qu'ils veillent, n'ont qu'un monde, lequel est commun à tous, mais, en dormant, chacun a le sien à part.
>
> PLUTARQUE

Les pratiques ne sont rien si elles ne se lient à une intention déterminée ; on peut même dire qu'elles n'engendrent pas l'action magnétique, mais leur nécessité est incontestable pour concentrer et diriger cette action, et elles doivent être variées selon le but qu'on se propose.

Nous allons relater des pratiques différentes, mais également bien employées, parce que — quelque méthode que l'on suive — les résultats sont à peu près les mêmes, et que d'ailleurs les pratiques doivent être diversifiées selon les circonstances. On se décide dans leur choix par le genre de magnétisme qu'on doit exécuter, par la commodité, par les convenances, par le soin indispensable d'éviter ou d'employer l'extraordinaire.

I. — PRATIQUE DE MESMER.

« Il faut se mettre en opposition avec la personne que l'on veut toucher, c'est-à-dire en face, de manière que l'on présente le côté gauche au côté droit du malade. Pour se mettre en harmonie avec lui, il faut d'abord poser les mains sur les épaules, suivre tout le long du bras jusqu'à l'extrémité des doigts en tenant le pouce du magnétisé pendant un moment. Recommencer deux ou trois fois, après quoi l'on établit des courants depuis la tête jusqu'aux pieds.

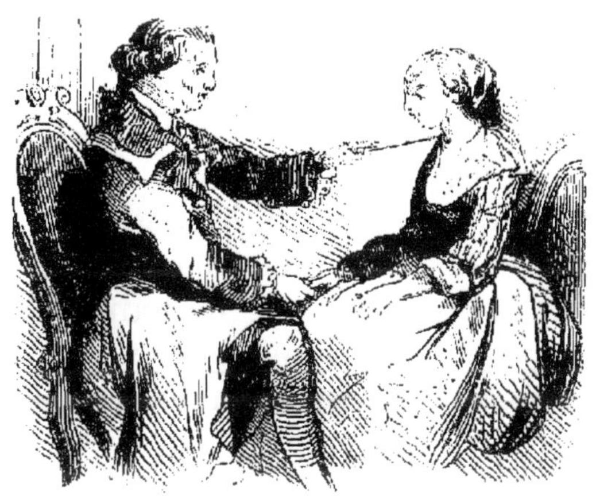

« Si vous cherchez alors la cause de la douleur ou de la maladie, le magnétisé vous indiquera celui de la douleur et souvent sa cause ; mais plus ordinairement c'est par le toucher et le raisonnement que vous vous assurez du siége et de la cause de la maladie et de la douleur qui, dans la plus grande partie des maladies, réside dans le côté opposé à la douleur, surtout dans les paralysies, rhumatismes et autres de cette espèce. — Vous étant bien assuré de ce préliminaire, vous touchez constamment la cause de la maladie, vous entretenez les douleurs symptômatiques, jusqu'à ce que vous les ayez rendues critiques ; par là, vous secondez l'effort de la nature contre la cause de la maladie, et vous l'amenez à une crise salutaire, seul moyen de guérir radicalement. Vous calmez les douleurs que l'on appelle symptômes symptomatiques et qui cèdent au toucher, sans que cela agisse sur la cause de la maladie, ce qui distingue cette sorte de douleur de celles nommées symptômatiques, et qui s'irritent d'abord par le toucher, pour se terminer par une crise, après laquelle le malade se trouve soulagé et la cause de la maladie diminuée.

« Le siége de presque toutes les maladies est ordinairement dans les viscères du bas-ventre, l'estomac, la rate, le foie, l'épiploon, le mésentère, les reins, etc.; et, chez les femmes, dans la matrice et ses dépendances. La cause de toutes les maladies où l'aberration est un engorgement, une obstruction, une gêne ou suppression de circulation dans une partie qui, comprimant les vaisseaux sanguins ou lymphatiques, et surtout les rameaux de nerfs plus ou moins considérables, occasionnent un spasme ou une tension dans les parties où ils aboutissent, et surtout dans celles dont les fibres ont moins d'élasticité naturelle, comme dans le cerveau, le poumon, etc.; ou dans celles où circule un fluide avec lenteur et épaississement, comme la synovie, destinée à faciliter le mouvement des articulations. Si ces engorgements compriment un tronc de nerfs ou un rameau considérable, le mouvement et la sensibilité des parties auxquelles il correspond est entièrement supprimé, comme dans l'apoplexie, la paralysie, etc.

« Outre cette raison de toucher d'abord les viscères pour découvrir la cause de la maladie, il en est une autre plus déterminante, les nerfs sont les meilleurs conducteurs du magnétisme qui existent dans le corps; ils sont en si grand nombre dans ces parties, que plusieurs physiciens y ont placé le siége de l'âme : les plus abondants et les plus sensibles sont le centre nerveux du diaphragme, les plexus stomachique, ombilical, etc. Cet amas d'une infinité de nerfs correspond avec toutes les parties du corps.

« On touche dans la position ci-devant indiquée avec le pouce et l'indicateur, ou avec la paume de la main, ou avec un doigt seulement renforcé par l'autre, en décrivant une ligne sur la partie que l'on veut toucher, et en suivant, le plus qu'il est possible, la direction des nerfs; ou enfin avec les cinq doigts ouverts et recourbés. Le toucher, à une petite distance de la partie, est plus fort, parce qu'il existe un courant entre la main ou le conducteur et le malade.

« On touche immédiatement avec avantage, en se servant d'un conducteur étranger. On emploie le plus communément une petite baguette, longue de dix à quinze pouces, de forme conique, et terminée par une pointe tronquée; la base est de trois, cinq ou six lignes, et la pointe d'une à deux. Après le verre, qui est le meilleur conducteur, on se sert du fer, de l'acier, de l'or, de l'argent, etc.

en préférant le corps le plus dense, parce que les filières étant plus rétrécies et plus multipliées, donnent une action proportionnée à la moindre largeur des interstices. Si la baguette est aimantée, elle a plus d'action; mais il faut observer qu'il est des circonstances, comme dans l'inflammation des yeux, le trop grand érétisme, etc., où elle peut nuire. Il est donc prudent d'en avoir deux. On magnétise avec une canne ou tel autre conducteur, en faisant attention que si c'est avec un corps étranger le pôle est changé et qu'il faut toucher différemment, c'est-à-dire de droite à droite et de gauche à gauche.

« Il est bon aussi d'opposer un pôle à l'autre, c'est-à-dire que si l'on touche la tête, la poitrine, le ventre, etc., avec la main droite, il faut opposer la gauche dans la partie postérieure, surtout dans la ligne qui partage le corps en deux parties, c'est-à-dire depuis le milieu du front jusqu'au pubis, parce que le corps représentant un aimant, si vous avez établi le nord à droite, la gauche devient sud; et le milieu équateur, qui est sans action prédominante, vous y établissez des pôles, en opposant une main à l'autre.

« On renforce l'action du magnétisme en multipliant les courants sur les malades. Il y a beaucoup plus d'avantage à toucher en face que de toute autre manière, parce que vos courants, émanant de vos viscères et de toute l'étendue des corps, établissent une circulation avec le malade; la même raison prouve l'utilité des arbres, des cordes, des fers, des chaînes, etc. » (Voir le chapitre : *Des conducteurs et aides magnétiques.*)

§ II. — PRATIQUE DU MARQUIS DE PUYSÉGUR.

« Considérez-vous comme un aimant dont vos bras, et surtout vos mains, sont les deux pôles; touchez ensuite un malade, en lui posant une main sur le dos et l'autre en opposition sur l'estomac; figurez-vous ensuite qu'un fluide magnétique tend à circuler d'une main à l'autre, en traversant le corps du malade.

« Vous pouvez varier cette position en portant une main sur la tête et l'autre sur l'estomac, con-

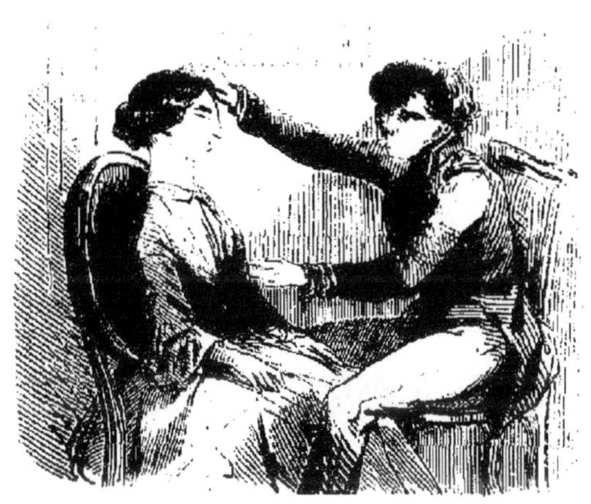

tinuant toujours à avoir la même intention, la même volonté de faire le bien. La circulation d'une main à l'autre continuera; la tête et l'estomac étant les parties du corps où il y a le plus de nerfs, ce sont les deux endroits où il faut porter le plus d'action.

« Le frottement n'est nullement nécessaire; il suffit de toucher avec attention, en cherchant à reconnaître une impression de chaleur dans le creux des mains, etc.

« Tous les effets magnétiques sont également salutaires ; un des plus satisfaisants est le somnambulisme ; mais il n'est pas le plus fréquent, et les malades, sans entrer dans cet état, peuvent également guérir.

« On ne doit pas toujours avoir la volonté de produire le somnambulisme, car le désir de produire un effet quelconque est presque toujours une raison pour n'en produire aucun (1). Un magnétiseur doit aveuglément s'en reposer sur la nature du soin de régler et de diriger les effets de son action magnétique.

« Vous reconnaîtrez que votre malade est dans l'état magnétique lorsque vous le verrez sensible de loin à votre action, en présentant le pouce devant l'estomac.

« Un malade en crise ne doit répondre qu'à son magnétiseur, et ne doit pas souffrir qu'un autre le touche.

« L'état somnambulique exige les plus grandes précautions ; il faut considérer l'homme en état magnétique comme l'être le plus intéressant qui existe par rapport à son magnétiseur ; c'est la confiance qu'il a en vous qui l'a mis dans le cas de vous en rendre maître ; ce n'est que pour son bien seul, que vous pouvez jouir de votre pouvoir. Le tromper dans cet état, vouloir abuser de sa confiance, c'est faire une action malhonnête, c'est enfin agir en sens contraire à celui de son bien ;

(1) M. le marquis de Puységur eût dû écrire : « Le désir *excessif* de produire un effet, » etc.

d'où doit s'ensuivre, par conséquent, un effet contraire à celui que l'on a produit sur lui.

« Il ne faut pas l'accabler de questions; il faut lui laisser prendre connaissance de son état.

« C'est par un acte de votre volonté que vous l'avez endormi; c'est par un acte de votre volonté que vous le réveillerez.

« Il pe ut arriver quelquefois qu'un malade prenne des tremblements ou de légers mouvements convulsifs; dans ce cas, il faut tout de suite cesser sa première action, pour ne plus s'occuper que de calmer ses souffrances.

« Vous ne devez pas contrarier votre somnambule; il faut le consulter sur les heures où il veut être magnétisé, sur le temps qu'il veut rester en crise, sur les médicaments dont il a besoin, et suivre à la lettre ses indications, sans y manquer d'une minute.

« Quelque éloignée que soit l'ordonnance d'un somnambule des idées que l'on peut avoir prises en médecine, sa sensation est plus sûre que toutes les données résultantes de l'observation. La nature s'exprime pour ainsi dire par sa bouche, c'est un instinct lucide qui lui dicte ses demandes; n'y point obéir à la lettre serait manquer le but qu'on se propose, qui est de le guérir. »

§ III. — PRATIQUE DE L'ABBÉ FARIA.

« Placez le malade assis devant vous, en l'engageant à fermer les yeux et à se recueillir. Alors concentrez-vous un instant, et quand votre imagination sera fortement montée, prononcez, d'une

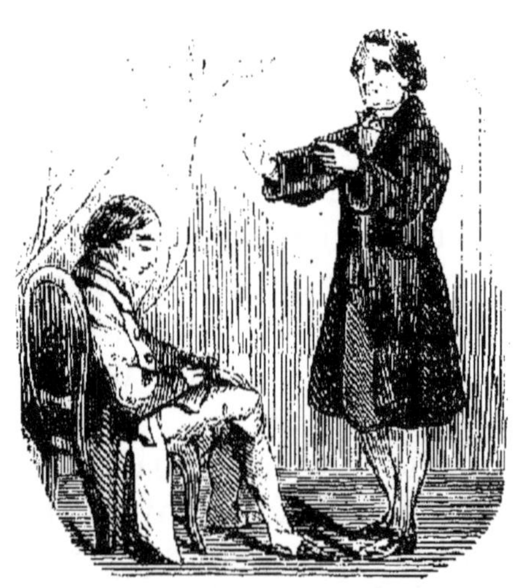

voix haute et impérative, le mot : *Dormez !* Si l'épreuve ne réussit pas, répétez-la une ou deux fois, et s'il y a nullité d'action, c'est que le malade est incapable d'être endormi. »

§ IV. — PRATIQUE DE DELEUZE.

« Lorsqu'un malade désire que vous essayiez de le guérir par le magnétisme, et que sa famille et son médecin n'y mettent aucune opposition ; lorsque vous sentez le désir de seconder ses vœux, et que vous êtes bien résolu de continuer le traitement autant qu'il sera nécessaire, fixez avec lui l'heure des séances, faites-lui promettre d'être exact, de ne pas se borner à un essai de quelques jours, de se conformer à vos conseils pour son régime, de ne parler du parti qu'il a pris qu'aux personnes qui doivent naturellement en être informées.

« Une fois que vous serez ainsi d'accord et convenu de traiter gravement la chose, éloignez du malade toutes les personnes qui pourraient vous gêner ; ne gardez auprès de vous que les témoins nécessaires (un seul s'il se peut) ; demandez-leur de ne s'occuper nullement des procédés que vous employez et des effets qui en sont la suite, mais de s'unir d'intention avec vous pour faire du bien au malade ; arrangez-vous de manière à n'avoir ni trop chaud, ni trop froid, à ce que rien ne gène la liberté de vos mouvements, et prenez des précautions pour n'être pas interrompu pendant la séance.

« Faites ensuite asseoir votre malade le plus commodément possible, et placez-vous vis-à-vis de lui, sur un siége un peu plus élevé et de manière que ses genoux soient entre les vôtres et que vos pieds soient à côté des siens. Demandez-lui d'abord de s'abandonner, de ne penser à rien, de ne pas se distraire pour examiner les effets qu'il éprouvera, d'écarter toute crainte, de se livrer à l'espérance et de ne pas s'inquiéter ou se décourager si l'action du magnétisme produit chez lui des douleurs momentanées.

« Après vous être recueilli, prenez ses pouces

entre vos doigts, de manière que l'intérieur de vos pouces touche l'intérieur des siens et fixez vos yeux sur lui. Vous resterez de deux à cinq minutes dans cette situation, ou jusqu'à ce que vous sentiez qu'il s'est établi une chaleur égale entre ses pouces et les vôtres; cela fait, vous retirerez vos mains en les écartant à droite et à gauche, les tournant de manière que leur surface intérieure soit en dehors, et vous les élèverez jusqu'à la hauteur de la tête; alors vous les poserez sur les deux

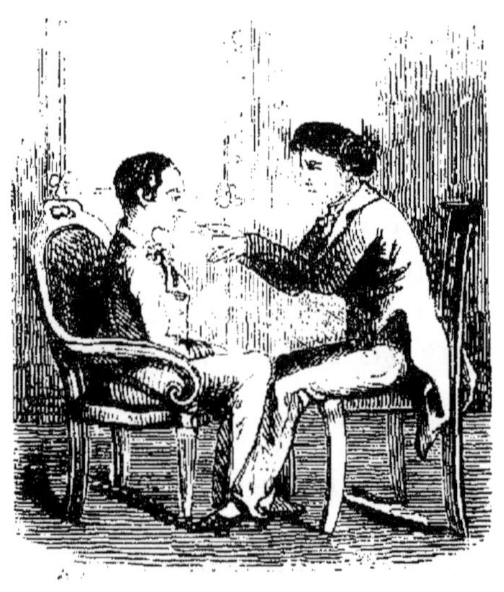

épaules, vous les y laisserez environ une minute, et vous les ramènerez le long des bras, jusqu'à l'extrémité des doigts, en touchant légèrement. Vous recommencerez cette passe cinq ou six fois, toujours en détournant vos mains et en les éloignant un peu du corps pour remonter; vous placerez ensuite vos mains au-dessus de la tête, vous les y tiendrez un moment, et vous les descendrez en passant devant le visage, à la distance d'un ou deux pouces, jusqu'au creux de l'estomac; là, vous vous arrêterez encore environ deux minutes en posant les pouces sur le creux de l'estomac et les autres doigts au-dessous des côtes; puis, vous descendrez lentement le long du corps jusqu'aux genoux, ou mieux, et si vous le pouvez sans vous déranger, jusqu'au bout des pieds. Vous répéterez les mêmes procédés pendant la plus grande partie de la séance. Vous vous rapprocherez aussi quelquefois du malade de manière à poser vos mains derrière ses épaules pour les descendre lentement le long de l'épine du dos, et de là sur les hanches et le long des cuisses jusqu'aux genoux et jusqu'aux pieds. Après les premières passes, vous pouvez vous dispenser de poser les mains sur la tête, et faire les passes suivantes sur les bras en commençant aux épaules, et sur le corps en commençant à l'estomac.

« Lorsque vous voudrez terminer la séance, vous aurez soin d'attirer vers l'extrémité des mains et vers l'extrémité des pieds, en prolongeant vos passes au-delà de ces extrémités et secouant vos doigts à chaque fois. Enfin, vous ferez devant le visage, et même devant la poitrine, quelques passes en travers, à la distance de trois à quatre pouces. Ces passes se font en présentant les deux mains rapprochées et en les écartant brusquement l'une de l'autre comme pour enlever la surabondance de fluide dont le malade pourrait être chargé. Vous voyez qu'il est essentiel de magnétiser toujours en descendant de la tête aux extrémités et jamais en remontant des extrémités à la tête. Les passes qu'on fait en descendant sont magnétiques, c'est-a-dire qu'elles sont accompagnées de l'intention de magnétiser. Les mouvements que l'on fait en remontant ne le sont pas. Plusieurs magnétiseurs secouent légèrement leurs doigts après chaque passe. Ce procédé, qui n'est jamais nuisible, est avantageux dans certains cas, et, par cette raison, il est bon d'en prendre l'habitude.

« Quoique, vers la fin de la séance, on ait eu soin d'étendre le fluide sur toute la surface du corps, il est à propos de faire en finissant quelques passes sur les jambes, depuis les genoux jusqu'au bout des pieds. Ces passes dégagent la tête. Pour les faire plus commodément, on se place à genoux devant la personne que l'on magnétise.

« Je crois devoir distinguer les passes qu'on fait sans toucher, de celles qu'on fait en touchant, non-seulement avec le bout des doigts, mais avec toute l'étendue de la main, et en employant une légère pression. Je donne à ces dernières le nom de : *frictions magnétiques*; on en fait souvent usage pour mieux agir sur les bras, sur les jambes, et derrière le dos, tout le long de la colonne vertébrale.

« Cette manière de magnétiser, par des passes longitudinales, en dirigeant le fluide de la tête aux extrémités, sans se fixer sur aucune partie de préférence aux autres, se nomme : *magnétiser à grands courants*. Elle convient plus ou moins dans tous les cas, et il faut l'employer dans les premières séances, lorsqu'on n'a pas de raison d'en choisir une autre. Le fluide est ainsi distribué dans tous les organes, et il s'accumule de lui-même dans ceux qui en ont besoin. Aux passes faites à une petite distance on en joint, avant de finir, quelques-unes à la distance de deux à trois pieds. Elles produisent ordinairement du calme, de la fraîcheur et un bien-être sensible.

« Il est enfin un procédé par lequel il est très-avantageux de terminer la séance. Il consiste à se placer à côté du malade qui se tient debout, et à faire, à un pied de distance, avec les deux mains, dont l'une est devant le corps et l'autre est derrière le dos, sept ou huit passes, en commençant au-dessus de la tête et en descendant jusqu'au plancher, le long duquel on écarte les mains. Ce procédé dégage la tête, rétablit l'équilibre et donne des forces.

« Pour faire des passes, il ne faut jamais employer aucune force musculaire autre que celle qui est indispensable pour soutenir la main et l'empêcher de tomber. On doit mettre de l'aisance dans ses mouvements et ne pas les faire trop rapides. Une passe de la tête aux pieds peut durer environ une demi-minute. Les doigts de la main doivent être un peu écartés les uns des autres et légèrement courbés, de manière que le bout des doigts soit dirigé vers celui qu'on magnétise. »

§ V. — PRATIQUE DE DELAUZANNE.

« Le magnétiseur se place en face du malade, lui pose les mains sur les épaules, et, après une ou deux minutes, les descend le long des bras pour lui prendre les pouces, qu'il garde de même une ou deux minutes. Il recommence ainsi cinq ou six fois. Le malade doit rester entièrement passif et tâcher de ne pas distraire son attention par des pensées etrangères à l'action qu'on veut opérer sur lui. Le magnétiseur ne doit avoir qu'une pensée, celle du bien qu'il veut produire.

« Ce procédé n'est que pour se mettre en rapport, c'est-à-dire pour établir de l'harmonie dans les mouvements internes réciproques. On voit facilement qu'il est imité de celui qu'on emploie pour communiquer à l'acier la vertu de l'aimant.

« Le magnétiseur porte ensuite ses deux mains sur l'estomac du malade, les descend après jus-

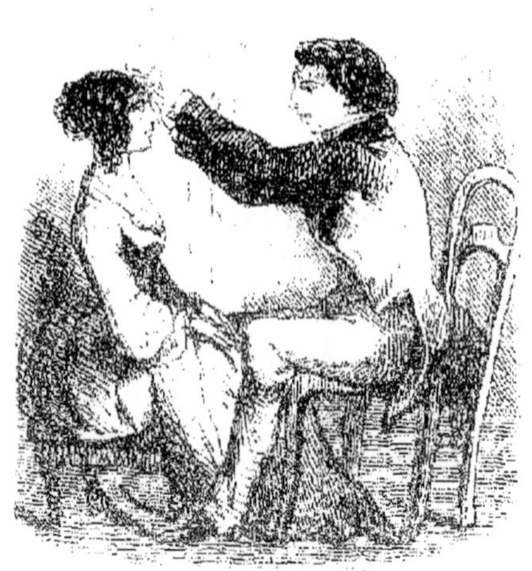

qu'aux genoux; les reporte sur la tête et les ramène ensuite sur les genoux, et même jusqu'aux pieds, en ayant la précaution de détourner les mains chaque fois qu'il revient à la tête, afin de ne point troubler le mouvement qu'il veut imprimer de haut en bas.

« Il n'est point nécessaire de toucher pour exécuter ces mouvements ; on peut également les faire à quelque distance du malade ; il est même essentiel, chez plusieurs personnes d'une complexion nerveuse, d'éviter toute espèce d'attouchement.

« Il faut mettre de la lenteur dans ces passes, et les continuer au moins une demi-heure, ou jusqu'à ce que l'on soit fatigué.

« La volonté d'agir doit être calme et soutenue Il est important d'éviter toute secousse, et d'accoutumer doucement le malade à obéir à l'impulsion qu'on veut lui donner, car il ne s'agit pas d'obtenir des effets prompts, mais salutaires.

« Il faut avoir soin de magnétiser à des époques fixes, tous les jours, tous les deux jours, comme cela sera possible, mais toujours à la même heure, et à peu près le même temps.

« On commmence toujours la séance par l'application des procédés généraux décrits ci-dessus, et ensuite on concentre particulièrement l'action sur la partie malade et son opposée, soit en y appliquant les mains, soit en les tenant à une petite distance, et imprimant ensuite par des passes, de haut en bas, un mouvement vers les parties inférieures, comme si l'on voulait entraîner le mal.

« Si le malade est couché, on s'assied à côté du lit, de la manière la plus commode ; on peut alors ne se servir que d'une main.

« Il est une infinité de procédés particuliers que le magnétiseur attentif peut deviner selon les circonstances, et qui lui sont souvent indiqués par les sensations qu'éprouve le malade ; ils ne peuvent être soumis à aucune classification.

« Le plus énergique des procédés magnétiques est l'emploi du souffle. On s'en sert particulièrement pour résoudre les engorgements, les obstructions et les glandes au sein. On pose sa bouche sur un mouchoir plié en double et appliqué sur la partie malade, et l'on fait passer son haleine à travers. Cela produit une vive et bienfaisante chaleur.

« Le même moyen est employé avec succès dans les maux d'estomac produits par atonie. »

XV

VOYAGES DES SOMNAMBULES DANS LA LUNE.

Les voyages que les somnambules sont accoutumés à faire pour aller, sans sortir de chez eux, visiter dans le voisinage des malades absents qui habitent la même ville ou qui se trouvent répandus dans les divers départements de la France, ont merveilleusement contribué à encourager les voyages de long cours. On voit des somnambules aller en Amérique ou aux Indes ; mais ceci n'est encore rien.

Des magnétiseurs expérimentés sont parvenus, par la force de leur fluide magnétique, à faire pénétrer quelques somnambules dans la lune !

Sans doute, ainsi qu'en physique, où la vitesse est en raison du plus ou moins d'énergie de la force motrice, de même aussi, en magnétisme, le somnambule se transporte d'une manière plus ou moins accélérée, en raison de l'énergie que le magnétiseur emploie pour former un acte mental de volonté au moment où il donne le signal du départ.

Nous avons lu plusieurs relations manuscrites extrêmement curieuses écrites sous la dictée de somnambules voyageant dans la lune; nous en donnerons ici une succincte analyse.

On y voit que les somnambules sont parvenus à résoudre cette question bien intéressante qui consiste à savoir si les planètes sont habitées comme la terre; ils ont vérifié qu'il existait réellement dans la lune des êtres vivants et sensibles qui jouissent comme nous du spectacle de la nature et de ses avantages, qui naissent, se reproduisent et périssent comme nous.

La description qu'ils donnent de ces êtres lunaires ne les représente pas sous un aspect agréable, ni doués d'une intelligence supérieure à la nôtre; leur forme serait aplatie et leur démarche rampante.

Quant à l'organisation de la matière à la superficie de cette planète habitée, ce que les somnambules magnétiques ont vu leur a paru d'une couleur verdâtre, à peu près semblable à celle qui recouvre la surface de la terre et ayant les mêmes propriétés générales.

Ils ont confirmé les assertions de Galilée relativement aux montagnes dans la lune. Leurs calculs se sont rapportés à la mesure géométrique que ce savant a faite de la hauteur d'une de ces montagnes par la projection des ombres.

Enfin les somnambules magnétiques ne sont pas positivement en contradiction avec les astronomes qui d'après les observations précises et multipliées qu'ils ont faites sur la réfraction que devaient éprouver les rayons de la lumière en passant à travers l'atmosphère lunaire, ont prononcé que si cette atmosphère existe, elle doit être environ mille fois moins dense que celle de la terre et supérieure à celle du vide qu'on forme dans les meilleures machines pneumatiques. Les somnambules lui donnent une rareté moins extrême, et sont logiques, puisqu'ils ont vu des êtres vivants dans la lune. Au lieu que d'après l'assertion des astronomes, les animaux terrestres auxquels l'air est d'une absolue nécessité ne pourraient respirer ni vivre dans la lune; d'où il faudrait conclure, toujours d'après les astronomes, que cette planète n'est habitée que par des êtres d'une espèce particulière.

XVI

DU MAGNÉTISME APPLIQUÉ A LA MÉDECINE.

Nous allons résumer dans ce chapitre les résultats des expériences tentées par les plus célèbres magnétiseurs depuis Mesmer jusqu'à cette époque, en nous permettant d'y joindre nos propres observations pratiques.

Parmi les malades qui sont magnétisés, tous n'éprouvent pas les mêmes sensations ni les mêmes ébranlements; il en est même qui ne sentent rien. La plupart éprouvent des chaleurs ou des froids successifs, particulièrement vers le siége de leur mal. Les uns sont pris par des sueurs ou des dévoiements; d'autres, et quelquefois les mêmes, ont des oppressions, des toux, des crachements mêlés d'un peu de sang. Il y en a, surtout parmi les femmes, qui tombent dans des assoupissements ou dans des convulsions, qui rient, pleurent, chantent ou poussent des cris. Nous avons vu des *tétanos* complets; nous avons vu des hommes dans un état pareil à celui où l'on peint les somnambules ayant les yeux ouverts, mais fixes; ne parlant pas, mais montrant par signes ce qu'ils désirent, et semblant entendre ce que l'on dit autour d'eux. Dans cet état, nous les avons vus magnétiser d'autres malades ou se magnétiser mutuellement, soit alternativement, soit en même temps et toujours avec une remarquable lucidité. Dans le dernier cas, ils résistent opiniâtrément à qui veut les séparer, et si l'on y parvient, ils font, chacun de leur côté, et pendant longtemps, les plus grands efforts pour se réunir, assurant ensuite ne se souvenir de rien de ce qui s'est passé.

On appelle cela des *crises*.

Il y en a de plus ou moins violentes, de plus ou moins longues; mais souvent les fortes durent plusieurs heures. Les malades qui les éprouvent ne les subissent pas tous les jours, et elles ne sévissent pas avec une force égale ou une égale durée. Ces variations dépendent de la situation physique et morale de l'individu, de celle aussi des magnétiseurs, et de l'état de l'atmosphère ou de la position des astres pendant l'opération.

Pour produire ces effets, outre l'assistance assez longue autour d'un baquet duquel sortent, par des trous faits à son couvercle, des verges de fer courbées que chaque malade applique vers l'endroit de son corps où est réputé le mal; outre une grande corde d'une partie de laquelle chaque malade ceint ledit endroit; outre la chaîne que font de temps en temps les malades autour du baquet en se tenant par le pouce, on emploie surtout des attouchements plus ou moins longs sur différentes parties, principalement sur le creux de l'estomac, vers les hypocondres, vers le siége présumé du mal, et en général aux endroits du corps où se rencontrent le plus de nerfs et où se trouvent les *plexus*, parce que le fluide magnétique agissant énergiquement sur les nerfs, c'est vers les endroits où ils sont les plus nombreux qu'il faut le diriger, afin de produire de puissants et salutaires effets. — Comme les viscères de l'*abdomen* sont le siége principal des maladies, ou du moins de leur première cause, on touche le plus souvent et le plus longtemps cette région; d'ailleurs, l'*épigastre* présentant beaucoup de *plexus*, en touchant pendant un certain temps cette partie, on met en action, pour ainsi dire, tous les nerfs du malade. Il s'établit ainsi, entre le magnétiseur et le magnétisé, une communication, une sympathie, assez longue parfois, qui rend l'action de l'opérateur beaucoup plus efficace.

C'est surtout lorsque cette communication ou sympathie est obtenue que le magnétiseur peut produire de grands effets, même sans toucher, car ce n'est pas toujours nécessaire, et souvent il suffit de diriger ou de promener — suivant certaines directions par devant ou par derrière le malade, soit à quelque distance, soit assez loin de lui — l'index ou le pouce, ou ces deux doigts ensemble, ou une baguette ou tout autre conducteur. Il suffit même quelquefois de faire réfléchir sur le malade le fluide magnétique par une glace vers laquelle on dirige l'index, le pouce ou un conducteur quelconque.

Ces pratiques réussissent même souvent sans que la communication ou sympathie ait été établie; mais lorsqu'elle a eu lieu, leur puissance est bien plus certaine; elles opèrent alors quelquefois à travers une porte ou à travers le corps d'une autre personne qui n'en éprouve nulle sensation.

Lorsque les *crises* même les plus violentes finissent, les malades, au lieu de se trouver faibles ou fatigués, se sentent mieux qu'auparavant; ils ne sont incommodés que lorsque, par imprudence ou par ignorance, on a interrompu les *crises* soit en cessant trop tôt de magnétiser, soit en le faisant dans un sens contraire à celui que l'on a suivi pour amener l'excitation.

Ces faits irrécusables constatent d'une manière positive qu'il sort réellement du magnétiseur un fluide très-subtil qui agit plus ou moins sur les nerfs du magnétisé, d'après la quantité plus ou moins grande de ce fluide qui est insérée, accumulée, concentrée en lui, et aussi suivant la manière plus ou moins forte avec laquelle le fluide transmis par le magnétiseur agit sur le magnétisé. Les mêmes effets peuvent résulter également de ces deux hypothèses, et leur énergie dépend, comme nous l'avons dit ailleurs, de la force magnétique dont est doué le magnétiseur, et de la sensibilité des nerfs du magnétisé.

En vain dira-t-on que c'est l'imagination du magnétisé qui produit tous ces effets. S'il en est plusieurs auxquels elle peut donner naissance, il s'en rencontre beaucoup plus qu'il n'est pas permis de lui attribuer. Nous en avons excité chez des personnes non-seulement sans les toucher, mais même sans qu'elles pussent se douter qu'on les magnétisait, car tous nos mouvements magnétiseurs se faisaient à leur insu.

Si le magnétisme ne guérit pas toujours — et existera-t-il jamais une panacée universelle ? — chaque malade qui en appelle les bienfaits affirme éprouver un bien-être réel. Mais un des avantages précieux du magnétisme, à part son essence bienfaisante, c'est qu'il ne saurait produire du mal ; car les parties saines du corps le laissent librement passer sans en recevoir d'ébranlement extraordinaire, tandis que les parties affectées n'en peuvent admettre qu'une certaine quantité sans en être jamais surchargées. Enfin, dans les innombrables expériences qui en ont été faites jusqu'à ce jour, les magnétiseurs n'ont jamais remarqué de fâcheux effets des *crises* les plus fortes, même des toux violentes et des crachements de sang dans les personnes malades de la poitrine.

Bien plus, le magnétisme convient dans toutes les maladies, il peut les combattre et même les guérir, excepté celles qui dépendent d'une organisation détruite dans une partie dont les fonctions sont nécessaires à la vie. Ainsi le magnétisme convient dans les maladies chroniques et dans les maladies aiguës; mais c'est dans ces dernières que son efficacité se déploie le plus merveilleusement.

Comme agent préservatif des mêmes maladies, le magnétisme sera encore employé avec succès.

Il est donc vraiment déplorable de voir l'opposition persistante de nos médecins à pratiquer le magnétisme. On ne saurait leur pardonner — depuis tant d'années que ses vertus salutaires sont reconnues et établies par d'irrécusables expériences — de ne pas s'en être servis au moins comme d'un agent puissant, s'ils se refusent à l'adopter entièrement.

En effet, qu'auraient dû faire jadis et que devraient faire aujourd'hui les médecins sages, instruits dans la pratique du magnétisme, persuadés de ses effets physiques, tout en doutant de son utilité dans les maladies aiguës ou dans les maladies chroniques? Nous allons le dire bien franchement, et nos lecteurs, nous l'espérons, se rangeront de notre avis, lorsqu'il exprime un désir consciencieux d'éclairer une science par une autre science, sans absolutisme dangereux, pour le bien-être de l'humanité!

Si un médecin doit traiter une de ces maladies chroniques que la médecine ordinaire, il faut l'avouer, guérit si rarement, comme les obstructions anciennes, beaucoup de maladies de nerfs, l'épilésie-idiopathique, la folie, la paralysie surtout, et en général toutes les maladies chroniques où il y a relâchement, certes, il ne courrait aucun risque en ayant recours au magnétisme. Peut-être ne guérira-t-il pas, mais il obtiendra des soulagements notables, et en aucun cas ne saurait nuire. Qui l'empêcherait même d'employer en même temps l'usage de ses remèdes ordinaires, tels que les bains, les fondants, les délayants, les béchiques légèrement incisifs, le régime adoucissant, etc.? Ces deux pratiques, l'usuelle et la magnétique, ne s'aideraient-elles pas mutuellement, au contraire, et l'art de guérir n'y découvrirait-il pas des trésors tout nouveaux?

A l'égard des maladies aiguës, un médecin prudent et savant, distinguant entre elles celles qui sont dangereuses en elles-mêmes et dont la période est rapide, et celles qui présentent peu de danger et dont la période est lente, ne devrait-il pas employer, dans le premier cas, le magnétisme comme auxiliaire des remèdes ordinaires? Dans le second cas, ne pourrait-il pas, au contraire, essayer l'effet du magnétisme à l'exclusion des autres remèdes?

Eh bien non, les médecins ont refusé et refusent, la plupart encore, de joindre le magnétisme aux méthodes connues par leur utilité, même lorsque l'action des nerfs a besoin d'être augmentée! Et pourtant cette réunion doit amener des résultats excellents, ce que l'expérience a depuis longtemps prouvé, et, de plus, elle ne peut nuire. Mesmer lui-même semble le penser ainsi dans sa proposition XXIV. (Voir le chap. : *Propositions magnétiques de Mesmer*).

Certes, ce serait diminuer la gloire du magnétisme que de restreindre son usage à une catégorie de maladies, bien qu'elle soit fort étendue, et de l'adjoindre à d'autres remèdes. Mais nous appelons ces essais de tous nos vœux, certains que leurs admirables effets introniseront enfin le magnétisme dans notre Académie de médecine.

Et, après tout, quelles que soient les causes de cette lutte acharnée et peu méritoire des médecins contre les magnétiseurs — et c'est un mystère facile peut-être à dévoiler, mais qu'il ne nous appartient pas d'approfondir ici — les principes fondamentaux du magnétisme diffèrent peu, dans le fond, de ceux de la médecine.

Le magnétiseur pense que tout ce qui s'opère dans notre corps, tous ses mouvements internes ou externes, en santé ou en maladie, s'opèrent par l'action des nerfs. — Le médecin le pense aussi.

Le magnétiseur pense que l'action des nerfs dépend elle-même de celle d'un fluide très-subtil. — Le médecin pense de même.

Le magnétiseur pense que ce fluide est soumis à différents agents, dont les uns sont hors de nous : ce sont tous les corps environnants, et dont les autres résident en nous : ce sont les diverses affections de notre âme, notre volonté, nos passions, l'organisation même de notre machine. — Le médecin pense la même chose.

Le magnétiseur pense que le bon état de nos fonctions, duquel dépend la santé, s'entretient par l'action régulière de nos nerfs. — Le médecin le pense aussi.

Le magnétiseur pense que la guérison de nos maladies s'obtient par des *crises* qui sont l'effet d'une action convenable de nos nerfs. — Le médecin est du même avis.

En quoi diffèrent-ils donc ?

Le voici :

Le magnétiseur prétend être parvenu à pouvoir diriger à volonté, d'une manière directe et par les plus simples moyens, le fluide qui met nos nerfs en action, et par là il croit pouvoir leur procurer ce qui nous est convenable, soit pour la conservation de la santé, soit pour la guérison des maladies ; il dit enfin connaître mieux qu'on ne l'a fait jusqu'à présent la nature de ce fluide. — Le médecin avoue ne pouvoir prétendre à tous ces avantages, mais il désire qu'ils soient réels, et s'il ne se presse pas d'adopter la doctrine du magnétisme, c'est que, selon lui, il s'y trouve des difficultés fondées en l'acceptant dans toute son étendue. Donc, il attend qu'une expérience suffisante ait constaté ce qu'il renferme de vrai et prouvé les maladies auxquelles il est utile.

Peut-on savoir gré aux médecins de cette réserve, surtout après les *vérités magnétiques reconnues par l'Académie royale de médecine de Paris en 1831* ? (Voir ce chapitre.)

Combien il est à souhaiter que les pratiques du magnétisme soient enfin consacrées et employées par les médecins ! combien chacun désire que le magnétisme soit enfin populaire ! Nous objectera-t-on qu'il pourrait en résulter des inconvénients, soit que le magnétisme fût appliqué dans des cas où il ne conviendrait pas, soit qu'il fût pratiqué à contre-sens, soit encore que des gens pervers osassent en abuser? Mais ces inconvénients lui sont communs avec bien d'autres remèdes connus de tout le monde; et — ce qui n'a pas lieu à l'égard de ces autres remèdes — c'est que ces inconvénients, s'ils se rencontraient, seraient largement compensés par d'immenses avantages.

XVII

DES CONDUCTEURS ET AIDES MAGNÉTIQUES.

§ Ier. — BAQUET DE MESMER.

Le baquet, ou réservoir magnétique — auquel on a recours pour de nombreux traitements — est formé d'une caisse remplie de matières magnétisées, et garnie de conducteurs propres à diriger le fluide qu'elle renferme. Voici la manière la plus ordinaire de le construire.

Vous prenez une caisse de bois, haute de deux pieds à deux pieds et demi, et dont le rebord inférieur isole le fond, en le séparant du sol de quelques pouces. La forme de cette caisse est indifférente, et ses dimensions sont relatives à l'usage qu'on en veut faire, c'est-à-dire au nombre des personnes qu'on veut magnétiser. Une tige de fer solidement fixée par sa base sur un pied de verre ou dans un bocal, descend jusqu'à deux pouces du fond, et s'élève verticalement jusqu'à deux ou trois pieds au-dessus du couvercle. Des bouteilles d'eau magnétisée et communiquant au moyen de fils de fer, qui traversent le bouchon avec le conducteur principal, sont couchées circulairement autour de la base de celui-ci. Ces bouteilles, si le baquet est grand, peuvent former plusieurs plans superposés. Du sable, de la limaille de fer, du verre pilé ou de l'eau, magnétisée avec soin, remplissent les interstices. Le couvercle, que forment deux pièces de bois symétriques et réunies exactement par leurs bords, est percé d'un certain nombre de trous, donnant passage à des tiges de fer coudées et mobiles, qui servent aussi de conducteurs. Enfin, du sommet du conducteur central partent des cordes de fil ou de laine, dont les magnétisés pourront s'entourer pendant l'opération.

Indépendamment de ces préparatifs généraux, le réservoir doit encore être régulièrement magnétisé à l'instant où l'on en va faire usage. Cette opération sera même répétée plusieurs jours de suite en commençant, et le même magnétiseur devra toujours s'en acquitter. Une fois, au reste, que le réservoir aura été bien chargé, il suffira, pour le charger de nouveau, que le magnétiseur tienne pendant quelques moments dans sa main le conducteur central. (Voir le chapitre : *Pratiques diverses des plus célèbres magnétiseurs.)*

Nous donnons ci-après trois plans explicatifs représentant l'ensemble du baquet de Mesmer.

FIGURE I.

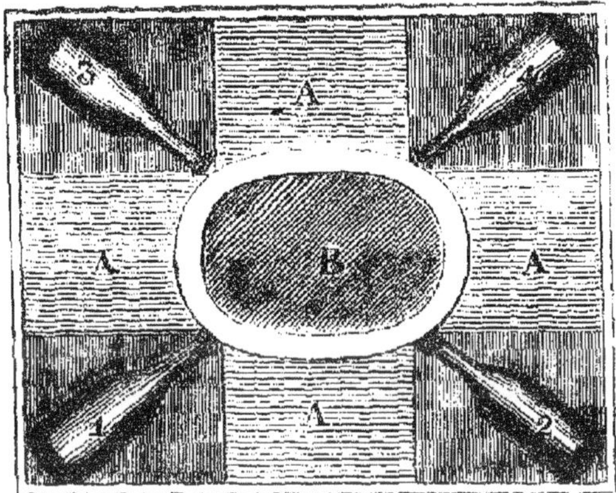

1, 2, 3, 4. Bouteilles remplies de diverses substances. — A Fond du baquet, garni de plateaux de verre. — B Vase central.

—

FIGURE II.

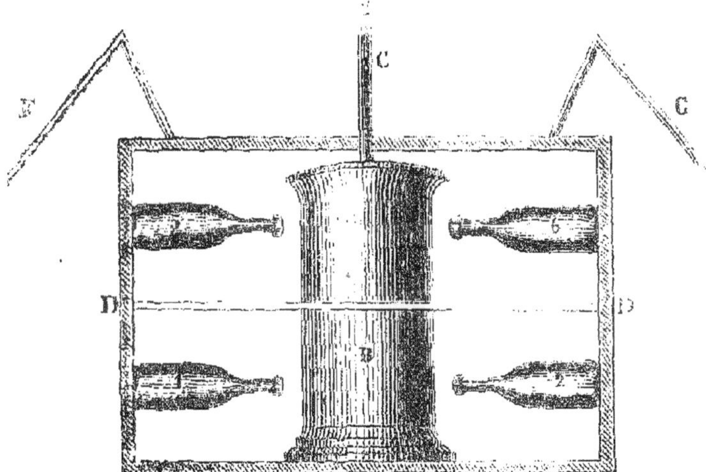

1, 2. Deux des bouteilles du rang inférieur. — 5, 6. Deux des bouteilles du rang supérieur. — A Intérieur de la caisse. — B Vase central — C Conducteur central plongeant dans le vase et s'élevant au-dessus de la caisse. — DD. Plateaux de verre qui supportent le second rang des bouteilles. — FG. Conducteurs.

FIGURE III.

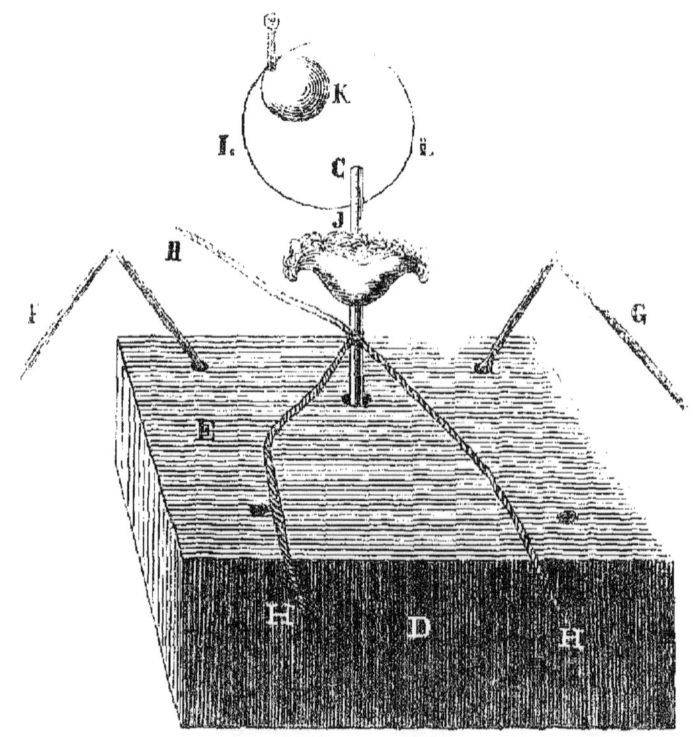

C Conducteur central. — D Extérieur de la caisse. — E Dessus de la caisse, percé de trous pour laisser passer les conducteurs. — FG Conducteurs. — HHH Cordes attachées au conducteur central. — J Vase rempli de laine. — K Globe de verre mis au tain, et suspendu au-dessus du baquet. — LL Fils de fer qui établissent la communication entre le globe et le conducteur central.

§ II. — MAGNÉTISATION DE L'EAU.

Pour magnétiser de l'eau, on prend dans ses mains le vase qui la contient, et l'on passe alternativement ses deux mains le long de ce vase de haut en bas. On introduit le fluide par l'ouverture du vase, en y présentant, à plusieurs reprises, les doigts rapprochés, on fait aller son haleine sur l'eau, on peut quelquefois l'agiter avec le pouce.

On magnétise un verre d'eau en tenant le verre par le fond dans une main, et projetant de l'autre le fluide au-dessus du verre.

Il est un procédé efficace pour magnétiser une bouteille d'eau, — quand toutefois il n'est pas désagréable au magnétisé. — Il consiste à poser la bouteille sur l'un de ses genoux, et à placer la bouche sur l'ouverture. Vous faites entrer ainsi votre haleine dans la bouteille, et en même temps vous exécutez des passes avec les deux mains sur toute sa surface.

On peut magnétiser une carafe d'eau en deux ou trois minutes, un verre d'eau en une minute; il est inutile de répéter que les procédés indiqués pour magnétiser l'eau — comme toute autre chose — seraient absolument inutiles s'ils n'étaient employés avec attention et avec une volonté déterminée.

§ III. — MAGNÉTISATION DES ARBRES.

Choisissez un arbre jeune, vigoureux, branchu,

sans nœuds autant que possible et à fibres droites. Quoique toute espèce d'arbustes puisse servir, les plus denses — comme le chêne, l'orme, le charme — sont à préférer. Votre choix fait, vous vous placez à une certaine distance du côté du sud, vous établissez un côté droit et un côté gauche, qui forment les deux pôles, et la ligne de démarcation du milieu, l'équateur. Avec le doigt, le fer ou une canne, vous suivez, depuis les feuilles, les ramifications et les branches; après avoir amené plusieurs de ces lignes à une branche principale, vous conduisez les courants au tronc jusqu'aux racines. — Vous recommencez jusqu'à ce que vous ayez magnétisé tout le côté, ensuite vous magnétisez l'autre de la même manière, et avec la même main, parce que les rayons sortant du conducteur en divergence, se convergent à une certaine distance, et ne sont pas sujets à la répulsion. Le nord se magnétise par les mêmes procédés. Cette opération faite, vous vous rapprochez de l'arbre, et, après avoir magnétisé les racines, s'il en existe de visibles, vous l'embrassez et lui présentez tous vos pôles successivement. L'arbre jouit alors de toutes les vertus du magnétisme. — Alors on attache des cordes, pour servir de conducteurs, à une certaine hauteur, au tronc et aux principales branches, plus ou moins nombreuses et plus ou moins longues, à proportion des personnes qui doivent s'y rassembler, et qui, la face tournée à l'arbre, et placées circulairement, soit sur des siéges, soit à terre, les mettant autour d'elles, y feront des chaînes le plus fréquemment possible, et y reproduiront des effets prompts et actifs, en proportion de leur nombre, qui en augmente l'énergie, en multipliant les courants, les forces et les contacts.

Le vent, agitant les branches de l'arbre, ajoute à son action. Il en est de même d'un ruisseau ou d'une cascade, si l'on est assez heureux pour en rencontrer dans l'endroit qu'on choisit.

Si plusieurs arbres s'avoisinent, on les magnétisera, et on les fera communiquer par des cordes, allant de l'un à l'autre.

§ IV. — MAGNÉTISATION DES BAINS.

En frottant les deux extrémités d'une baignoire avec les doigts, une baguette ou une canne, les descendant jusqu'à l'eau, dans laquelle on décrit une ligne dans la même direction, et répétant plusieurs fois, on magnétise un bain.

On peut encore agiter l'eau en différents sens, en insistant toujours sur la ligne décrite, dont le grand courant réunit les petits qui l'avoisinent, et en est renforcé.

Si l'on ne peut magnétiser par soi-même, plusieurs bouteilles d'eau magnétisée, et mises dans le bain suivant la direction du corps, pourront produire le même effet. Un peu de sel marin jeté dans le bain en augmente la *tonicité*.

§ V. — MAGNÉTISATION DES ANNEAUX, MOUCHOIRS, ETC.

On magnétise au moyen de passes longitudinales des anneaux, des mouchoirs et d'autres objets; mais, quant aux substances métalliques, il faut ne les choisir que parmi les métaux inoxydables, tels ue l'or et le platine, ou parmi les métaux dont es oxydes ne sont pas vénéneux. Le cuivre, l'an-imoine, le zinc, etc., doivent être rejetés.

Beaucoup de sujets habitués, de longue date, au nagnétisme, s'endorment en se posant un anneau u un mouchoir magnétisés sur le cœur; mais le ommeil, en pareil cas, est toujours pénible, circon-tance qui tient à l'insuffisance du moyen. En ef-et, rien ne fatigue plus les somnambules qu'une nagnétisation incomplète.

Les somnambules de profession, lorsqu'ils sont rivés de leurs magnétiseurs, recourent à ces gents intermédiaires, dans lesquels leur lucidité rouve souvent de puissants auxiliaires. Mais un nouchoir, un anneau n'ont pas d'intention, et l'in-ention du magnétiseur n'imprime-t-elle pas une nodification profonde et nécessaire à l'influence u'elle exerce?

XVIII

PHÉNOMÈNES.

C'est un devoir pour moi d'exposer les vérités dont j'ai la certitude, sans m'inquiéter du jugement des incrédules.

DELEUZE.

TRAITEMENTS ET GUÉRISONS OBTENUS PAR LE MAGNÉTISME.

Le recueil complet des phénomènes, traitements et guérisons obtenus par le magnétisme serait un immense répertoire à collectionner au milieu des mille écrits sur le magnétisme, où ils sont consignés en masse innombrable, mais sans s'y rencontrer tous ; nous nous bornerons à transmettre dans ce chapitre le récit rapide des faits les plus significatifs, et résumant le mieux les principaux effets du magnétisme.

Une dame qui souffrait d'un rhumatisme depuis environ dix années, et qui avait des obstructions au foie, s'étant adressée à M. le comte Lepelletier d'Aulnay, célèbre magnétiseur, fut mise par lui en état de somnambulisme. Alors elle s'ordonna à elle-même plusieurs remèdes et un régime auxquels elle se soumit, et qui la guérirent radicalement.

Ce même magnétiseur fut prié de magnétiser une

femme malade depuis dix-huit mois, et à laquelle les consultations des médecins n'avaient apporté aucun soulagement. Elle avait le ventre très-gonflé; elle n'allait que par lavements; elle avait une toux continuelle. Dès le premier jour, après une magnétisation d'une demi-heure, la toux diminua beaucoup, et dans la seconde séance elle cessa tout à fait. Il lui survint ensuite une grande purgation qui continua d'agir à la troisième séance. Alors l'eau magnétisée lui fut prescrite, et à la quatrième séance, la purgation finit en faisant disparaître l'échauffement. Le ventre de la malade se dégonfla entièrement, et à la cinquième séance elle avait retrouvé du calme et de la force. Pendant une absence de deux jours du magnétiseur, elle fit usage de l'eau magnétisée. Les médecins, lorsqu'ils avaient désespéré de cette femme, lui avaient donné pendant quatre mois trois chemises de galeux à porter, afin qu'elle pût gagner la gale et se sauver par ce dérivatif. Cela avait été infructueux. Au retour du magnétiseur, la malade étant mal à son aise, l'eau magnétisée lui fut continuée; et, en outre, un fer magnétisé lui fut donné à porter sur l'estomac. Le jour suivant elle avait déjà beaucoup de boutons de gale sur tout le corps. L'usage de l'eau et du fer magnétisés fut encore prescrit, et le lendemain la gale était entièrement sortie. M. le comte Lepelletier d'Aulnay conseilla alors à la malade de revoir son médecin, puisqu'il était parvenu à faire sortir la gale qu'on avait cherché à donner comme moyen curatif, et qui était restée cachée dans le corps de la dame pendant quatre mois sans paraître aucunement.

Nous allons relater le traitement du jeune Mounier, âgé de onze ans et demi, et attaqué de convulsions. Il fut entrepris en 1820 par M. le comte Lepelletier d'Aulnay, mais non terminé par des circonstances indépendantes de sa volonté. Aussi choisirons-nous seulement, dans cette relation, ce qu'il y a eu de plus intéressant dans chacune des séances qui furent publiques à Versailles.

PREMIÈRE SÉANCE DU 23 JUIN 1820.

Lorsque le jeune Mounier fut amené chez M. le comte Lepelletier d'Aulnay, il le fit voir par un somnambule qui a dépeint très-bien la maladie, et il a indiqué les remèdes nécessaires à la guérison. Ce somnambule, en adressant la parole à l'enfant, lui dit :

— Si tu voulais te laisser magnétiser, tu serais dans le même état que moi, et tu guérirais bien vite.

Mounier répondit qu'il avait peur et qu'il ne voulait pas se laisser magnétiser.

SÉANCE DU 1er JUILLET.

Au bout de huit jours, l'enfant est revenu voir une seconde fois le somnambule, auquel il fit de lui-même cette question :

— Si je me laissais magnétiser, est-ce que je m'endormirais comme vous, et en serais-je plus tôt guéri ?

Le somnambule ayant répondu par l'affirmative, le petit Mounier témoigna l'envie d'être magnétisé. Le somnambule alors le fit asseoir sur un baquet magnétique, lui passa les cordes autour du corps, mais l'enfant resta deux heures sans s'endormir.

SÉANCE DU 2 JUILLET.

Le comte Lepelletier d'Aulnay plaça lui-même le jeune Mounier, comme la veille, sur le baquet et le magnétisa à plusieurs reprises. Il s'endormit au bout d'une heure un quart.

SÉANCE DU 4 JUILLET.

Mounier, ce jour-là, s'endormit au bout de vingt-cinq minutes; il commença à parler, et dit que le magnétisme lui faisait du bien, que cela lui procurait plus de transpiration, que cela ferait cesser ses attaques et le guérirait entièrement. Il s'est ordonné de mettre un pantalon de peau pour la nuit, et il a ajouté :

— Demain je serai bien, demain je serai encore plus endormi.

SÉANCE DU 5 JUILLET.

Endormi cette fois en vingt minutes, le jeune Mounier s'ordonna un bain froid, puis il ajouta :

— Je n'aime pas cela, je ferai bien des difficultés pour le prendre.

Alors, sans lui rien dire, le comte posa sa main sur la tête de l'enfant avec la ferme volonté qu'il prît son bain sans résistance; et, après quelques minutes, l'enfant lui dit :

— Puisque vous le voulez, je vous promets de le prendre sans résister.

Il ordonna qu'on lui frottât l'estomac et toutes

les jointures à dix heures et demie avec des gouttes d'Hoffmann, afin d'éviter, disait-il, des mouvements de nerfs qu'il devait avoir à onze heures du soir.

SÉANCE DU 6 JUILLET.

Il s'endormit tout de suite, et fut mis en rapport avec l'autre somnambule, nommé Joseph. Il s'établit alors entre les trois personnages la scène magnétique suivante :

JOSEPH. — Eh bien, mon petit ami, qu'en dis-tu?

MOUNIER. — Je ne veux pas dormir aujourd'hui.

JOSEPH. — Eh bien, mon petit mutin, regarde-moi ; est-ce que nous ne sommes pas tous les deux dans le même état? Allons, regardes-y donc.

MOUNIER. — Si fait, je dors comme vous ; mais je vous préviens que je ne veux pas dormir aujourd'hui.

JOSEPH. — Oh ! tu ne veux pas dormir, regarde-nous, et tu verras que nous le voulons.

MOUNIER. — Je le sais bien, mais je ne le veux pas, moi.

Tout en disant cela, il se mit à sauter sur le baquet où il était assis.

JOSEPH. — Tu as un mauvais caractère, tu t'es mis en colère deux fois déjà.

MOUNIER. — Ce n'est pas ma faute, ce sont mes camarades qui m'ont mis en colère ; mais pour dire la vérité, mon caractère a besoin d'être corrigé.

JOSEPH. — Allons, pense à ta santé.

MOUNIER. — Mon sac est bien plein.

JOSEPH. — Eh oui, tu as besoin d'être purgé.

MOUNIER. — C'est bien mauvais ; j'ai déjà été purgé, et je ne veux pas prendre de médecine.

JOSEPH. — Allons, regarde bien, puisque tu nous dis que tu en as besoin.

MOUNIER. — Je vous dis que je n'en veux pas.

LE COMTE. — Regarde si c'est vraiment nécessaire à ta santé, et dis-nous bien ce qu'il te faut.

MOUNIER. — C'est trop mauvais à prendre, je n'en veux pas.

LE COMTE. — Allons, paresseux, tu ne veux pas dire ce qu'il te faut ?

MOUNIER. — Non.

LE COMTE. — Eh bien, on lui donnera dix grains de crème de tartre qu'on mettra dans une carafe d'eau, et il en boira à tous ses repas, ainsi que dans la journée. Elle sera mêlée avec du vin ; puis, il prendra d'un jour à l'autre six prises de rhubarbe, de huit grains chaque.

MOUNIER. — Je veux bien prendre de la crème de tartre, parce que cela n'est pas mauvais, mais je ne veux pas de rhubarbe.

LE COMTE. — Regarde bien si c'est la rhubarbe qu'il te faut.

MOUNIER. — C'est trop mauvais.

LE COMTE. — Pas de paresse, examine bien.

MOUNIER. — Eh oui ! c'est bon pour ma santé. J'ai mal à la tête ; réveillez-moi.

JOSEPH. — Tu ne le seras pas.

LE COMTE. — Pourquoi as-tu mal à la tête ? Tu dois le voir ?

MOUNIER. — Cela vient de mes nerfs.

LE COMTE. — Petit paresseux, dis-moi ce qu'il te faut ?

MOUNIER. — De la glace; oui l'on prendra dans les mains deux gros morceaux de glace, et on les fera promener autour de ma tête pendant sept à huit minutes. Ce n'est pas tout. On fera tremper un bandeau de toile dans de l'eau glacée; on le placera autour de ma tête pendant huit minutes, et cela se fera les mêmes jours que mes bains froids, trois fois par semaine.

LE COMTE. — A la bonne heure!

MOUNIER. — Réveillez-moi.

LE COMTE. — Regarde si tu as besoin d'être réveillé sitôt.

MOUNIER. — Eh non!

LE COMTE. — Dans combien de temps?

MOUNIER. — Il faut que j'y reste deux heures, à compter du moment où vous m'avez assis sur votre baquet.

LE COMTE. — Allons, dors et reste bien tranquille.

Mais bientôt il se mit à battre du tambour sur la table, et quoique le comte lui dît de finir, il continuait le même bruit. Alors le comte se leva, mit sa main à six pouces au-dessus de l'une de celles de Mounier, qui s'arrêta tout en faisant mouvoir l'autre. Le comte changea plusieurs fois sa main de place, alors l'une des mains de l'enfant repartait et l'autre restait. Voyant cela, le comte mit ses deux mains au-dessus des deux de Mounier, elles s'arrêtèrent alors, et l'enfant dit :

— Il le faut bien, puisque vous le voulez.

Ce jour-là même, on lui fit voir un malade pour lequel il fut fort lucide.

SÉANCE DU 7 JUILLET.

Le jeune Mounier fut endormi en dix minutes ; il s'ordonna un bain froid pour le lendemain matin.

— Combien de temps? lui demanda le comte Lepelletier d'Aulnay.

— Une demi-heure.

— N'est-ce pas trop longtemps?

— Non.

Il se défendit toutes les sucreries et les fruits crus ; puis, quelque temps après, il dit :

— Je trouverai bien le moyen de voler quelque chose, car ce serait bien vexant de voir les autres manger de tout cela, et moi m'en passer.

Il se désola de ne pouvoir aller en classe, puis bavarda et fit tapage. Mais chaque fois que le comte mettait sa main à six pouces au-dessus de sa tête, il cessait et restait un moment tranquille. Comme il recommençait toujours, le comte étendit sa main avec une volonté plus forte :

— Vous ne voulez pas que je bavarde, que je joue, cela m'ennuie de rester tranquille, cela me fait mal ; réveillez-moi.

— A quelle heure faudra-t-il te réveiller?

— A huit heures et demie.

Il était alors au plus sept heures trois quarts, et dans les trois quarts d'heure qui restaient à s'écouler, il demanda plus de vingt fois à être réveillé, ce qui lui fut refusé constamment. Mais à peine l'aiguille des montres des assistants eut-elle marqué l'heure que Mounier avait indiquée, qu'il demanda de nouveau à être réveillé, et comme on lui dit qu'il n'était pas encore l'heure, il répliqua :

— Je vais voir si vous m'attrapez.

Il mit ses deux coudes sur la table, ses mains sur ses deux yeux, puis il dit :

— Il est huit heures et demie et une minute avec.

Ce qui était vrai. Alors le comte le réveilla.

SÉANCE DU 8 JUILLET.

Mounier mit une telle résistance à se laisser magnétiser, qu'il fallut trois quarts d'heure pour l'endormir. A peine l'a-t-il été, qu'il voulut ôter son habit. Sans lui rien dire, le comte Lepelletier d'Aulnay plaça sa main à six pouces derrière son dos, et aussitôt Mounier repassa la manche de son habit.

— Est-il nécessaire pour ta santé d'ôter ton habit?

— Non, mais j'ai chaud et je suis fatigué.

— Pourquoi cela?

— Parce que j'avais de l'humeur et que j'ai voulu vous résister. On ne fait pas ce que j'ai dit, c'est ennuyeux.

— Ne m'as-tu pas entendu t'appeler comme tu me l'as dit hier?

— Si fait, je l'ai *senti*, mais j'étais parti avec humeur et j'ai continué de la ressentir jusqu'à ce que vous m'ayez endormi.

Mounier avoua ensuite que de trop jouer lui faisait mal et l'ennuyait, qu'il fallait le faire travailler un peu. Après être resté quelque temps tranquille, il se mit à battre du tambour. Son magnétiseur avança sa main au-dessus de sa tête sans lui rien dire.

— Vous voulez que je reste tranquille, je le sens bien ; mais l'ennui me fait mal, et pour me désennuyer il faut que je parle, que je mange ou que je joue.

Le comte mit plus de force de volonté, toujours sans dire mot.

— Vous le voulez absolument, je le sens bien ; je vais m'ennuyer, mais c'est pour mon bien.

Un moment après, il annonça qu'il aurait une attaque d'étouffement à midi et demi le lendemain; et son attaque eut lieu comme il l'avait prédit.

SÉANCE DU 12 JUILLET.

Mounier refusa de se laisser magnétiser. Le somnambule Joseph, qui l'avait vu déjà plusieurs fois, étant arrivé, le comte le magnétisa et l'endormit. Alors Mounier se décida à se faire magnétiser, et il fut endormi en cinq minutes. Il annonça qu'il serait guéri dans douze jours si l'on continuait à le magnétiser. Il dit qu'il ne fallait jamais lui répéter, étant éveillé, ce qu'il avait dit étant endormi. Quand on lui demanda d'indiquer les moyens nécessaires pour le faire venir chez le comte sans résistance, il refusa de répondre. Alors le somnambule Joseph déclara qu'il fallait lui faire signer une promesse par écrit et la lui faire lire à son réveil, ainsi que le lendemain avant de l'endormir. Le comte alla chercher plume, encre et papier, les posa devant Mounier sur une table et lui dit d'écrire.

— Je ne sais si je le pourrai, et puis c'est contraire à ce que je vous ai dit tout à l'heure; car je saurai, à mon réveil, ce que j'aurai fait dans le sommeil.

Puis il se décida à écrire cette promesse dès que le comte eut déployé plus de volonté.

SÉANCE DU 13 JUILLET.

Mounier se laissa endormir sans nulle résistance après avoir lu son écrit; puis il a répété qu'il serait guéri dans douze jours.

Le lendemain, le médecin de la mère du jeune Mounier vint le chercher, s'opposant formellement à de nouvelles expériences, parce que, selon lui, le magnétisme ne pouvait qu'augmenter les convulsions..... lorsqu'au contraire les progrès de la guérison de l'enfant étaient évidents!

Une femme du Havre, qui n'y voyait plus d'un œil depuis vingt-deux ans par suite d'une paralysie du nerf optique, avait également perdu la vue du deuxième œil depuis six mois, au point qu'elle ne pouvait plus se conduire. On l'amena chez un magnétiseur, et, après huit jours de magnétisme, sans autre remède, elle a vu de ce dernier œil de façon à écrire, lire et enfiler des aiguilles. Avec l'œil dont elle ne voyait plus depuis vingt-deux ans, elle peut distinguer les personnes et même des étoffes rayées de différentes couleurs.

Une demoiselle, prise depuis plusieurs mois de douleurs tellement fortes qu'elle ne pouvait mouvoir une de ses jambes, et que deux personnes étaient obligées de la lever de dessus son fauteuil, se sentit soulagée après une demi-heure de magnétisme, put se lever seule, faire le tour de sa chambre à coucher en présence de cinq personnes qui criaient au miracle. Enfin, au bout de six semaines, elle marcha librement.

Un homme de trente-trois ans, maréchal-ferrant dans un village près de Nantes, a été guéri, en trois mois au plus, par le magnétisme, d'une maladie de poitrine très-grave. Devenu somniloque et clairvoyant pour lui dès la troisième séance, ayant dormi seulement dans les deux premières, il fit l'aveu que son mal était occasionné par le reflux d'un dépôt d'humeurs qu'il avait intérieurement en forme de tumeur, dans le bas-ventre, du côté gauche ; que ce dépôt provenait de la quantité de nitre qu'on lui avait conseillé de prendre pour se faire enfler, et se mettre ainsi dans le cas d'être renvoyé du régiment ; que celui qui lui avait indiqué ce moyen d'exemption de service lui avait aussi prescrit un régime et des remèdes à faire quand il serait chez son père pour se guérir, en arrêtant l'effet relâchant du nitre, mais qu'ayant perdu cette ordonnance et se trouvant bien portant, il n'y avait plus songé et s'était marié ; que ce n'est que plus de deux mois après que ce dépôt s'est [illegible], et enfin qu'il voyait une plaie dont le pus, repompé vers la poitrine, le mettait en grand danger.

Sa cure fut radicale. On le magnétisa deux ou trois fois par semaine; le sirop qu'il composa et s'ordonna pour boire pur, par cuillerée, dès sa première consultation, paraît y avoir beaucoup contribué. C'était le jus qui coulait d'un mélange, couche par couche, de limas, de betteraves rouges, de mélasse et de navets, laissés dans un pot couvert sur la cendre chaude pendant douze heures. Il recommanda d'en faire une moindre quantité à la fois et de la renouveler, pour que le sirop ne s'aigrît pas.

Ce fut encore pendant un de ces sommeils critiques que cet homme, effrayé du danger que courait son fils âgé de deux ans, par les vers dont il était plein, prescrivit, pour l'en délivrer, le mercure doux (calomel) à la dose d'un demi-grain d'abord et d'un grain ensuite pendant six jours. Ce remède employé rendit la santé à l'enfant. Son traitement, commencé à la mi-février 1826, a été couronné de succès vers le 15 mai suivant.

Une dame, attaquée d'une douloureuse et mortelle maladie de matrice, n'osant aller interroger une somnambule, envoya une mèche de ses cheveux dans un papier cacheté par elle-même, et qui fut remis à la somnambule par une personne ignorant la maladie de la dame. Cette personne revint près d'elle lui dépeignant les douleurs vraies que la somnambule avait révélées, en ajoutant qu'il y en avait d'autres encore qu'elle ne dirait qu'à la malade.

— Et pour lui prouver que je la connais bien, avait ajouté la somnambule, dites à cette dame qu'elle se trouve mal en ce moment.

On remarqua l'heure qu'il était alors, et on reconnut la vérité de cette assertion. La malade se décida à venir chez la somnambule. A son arrivée, elle était déjà endormie. Après avoir été mise en rapport avec elle, elle a pris sa main, se leva et conduisit la malade dans une chambre séparée. Là, après l'avoir examinée mentalement, elle lui dit :

— Vous avez le col de la matrice tout ulcéré, tout retiré : il y a deux plaies, l'une au bord, l'autre plus haut ; les parties extérieures sont rouges, violettes et attaquées ; le clitoris l'est aussi ; vous ne pouvez pas faire le moindre mouvement sans éprouver de vives douleurs ; vous vous évanouissez souvent après avoir uriné ; votre bas-ventre est irrité ; votre poitrine l'est aussi ; il y a quelques flegmes dessus ; vous avez des quintes de toux convulsives qui vous durent au moins un quart d'heure chaque fois ; vous avez une fièvre lente qui vous prend tous les soirs entre sept et huit heures ; et suivant que les quintes de toux ont été plus ou moins fortes, la fièvre dure alors jusqu'à dix ou onze heures du matin ; vous êtes affaiblie par cette fièvre et par vos souffrances ; vos nerfs sont dilatés ; vous avez des maux de tête très-violents qui vous prennent par accès, et dans lesquels vous croyez que vous allez passer.

L'étonnement de la malade fut grand, et elle ne

douta plus, car tout cela était scrupuleusement vrai.

La somnambule offrit de la guérir, et la dame accepta, promettant de suivre exactement ses ordonnances.

Dès la seconde séance, la malade se trouva beaucoup mieux, et à la troisième, les souffrances les plus fortes étaient presque disparues. C'est alors qu'ayant fait compliment à la somnambule d'une guérison aussi prompte, celle-ci lui déclara qu'elle était loin d'être guérie, qu'elle l'avait seulement mise à même de supporter les remèdes nécessaires pour déraciner son mal, qu'elle ne tarderait pas à souffrir de nouveau, et que dans quelque temps elle lui ferait une opération.

A la neuvième séance, la somnambule annonça que la malade pourrait bientôt subir cette opération. Quelques jours après, trouvant que les injections avaient dilaté la partie malade, que l'ulcère était devenu une grosse tumeur formant boule remplie d'une humeur noire et épaisse, la somnambule enfonça son doigt avec force pour crever cette tumeur. La douleur de la malade fut si sensible qu'elle s'évanouit. A l'instant même sortit une matière abondante, et la tumeur mit cinq jours à se vider entièrement. Une semaine après, une seconde opération moins douloureuse fut pratiquée, et, au bout d'une heure, la somnambule, toujours endormie, releva une des trompes qui était baissée et qui pouvait pomper l'eau roussâtre sortant de la plaie; puis elle remit deux ligaments à la matrice, qui l'empêchaient d'être à sa place ordinaire. Depuis cette opération, la malade alla de mieux en mieux; bientôt même elle guérit.

. . . .

Une jeune fille fut amenée par sa mère chez la célèbre somnambule Fagard pour être traitée du ver solitaire. A la seconde séance seulement, et après plusieurs hésitations, elle s'exprima ainsi :

— Je suis certaine de guérir votre fille; elle a le ver solitaire depuis l'âge de huit ans ; elle a été déjà traitée pour cette maladie, on ne l'a pas détruit; on a cessé trop tôt le traitement, et on a mis sur le compte des nerfs toutes les souffrances qu'éprouvait votre fille. Aujourd'hui, le ver peut bien avoir cinquante aunes de longueur; elle a de l'humeur verte dans le corps qui se porte vers la hanche gauche; cela lui fait enfler le ventre ; elle ressent dans tout son corps comme une bête qui remonte à sa gorge et qui se porte à son estomac et au cœur; il lui semble toujours qu'elle va étouffer; elle a quinze crises par jour; elle se trouve mal souvent; elle est mal réglée ; elle est faible et ne peut pas marcher sans avoir de grandes transpirations; elle a aussi de violents maux de tête occasionnés par l'effervescence de l'humeur qui s'y porte.

Dans une autre séance, ayant déclaré que le ver sortirait par morceaux, on lui demanda pourquoi elle ne le ferait pas plutôt partir en entier, car alors on en serait bien plus sûr en le voyant mort. La somnambule répondit :

— Votre fille, qui est souffrante depuis bien des

années, a besoin de ménagements ; elle est trop faible pour supporter des remèdes violents, et je suis obligée d'employer des moyens doux et lents. Cela sera plus long, et le ver sortira par lambeaux.

Bientôt après, la jeune fille rendit beaucoup d'humeurs vertes, comme une espèce de limon. avec des matières mousseuses, et plusieurs morceaux de ver que l'on pouvait distinguer quoiqu'ils fussent décomposés en partie. La somnambule annonça que le ver solitaire était très-engourdi ; que la tête en était tombée dans les intestins, et que, sous peu de jours, la malade serait entièrement débarrassée.

— Vous saurez quand vous approcherez du moment où vous rendrez la tête du ver : vous sentirez des besoins d'aller à tout instant ; il faudra vous mettre à chaque fois sur des bains de vapeur de mauve, et l'on vous assistera, car vous pourrez vous évanouir au moment de la délivrance.

Tout ce que la somnambule Fagard avait prédit se vérifia.

Une jeune personne de seize ans, modèle de beauté, de grâces, d'esprit précoce et de sensibilité touchante, n'a pu surmonter cette crise de la nature qui décide si une jeune fille se reproduira ou laissera tomber sur la terre sa tige languissante. Une maladie de poitrine a précipité au tombeau, après de longues souffrances, un être céleste que ni les secours de l'art, ni les soins de la plus tendre mère n'ont pu sauver. Les secours du magnétisme, administrés trop tard par une sœur aimante et d'une santé robuste, avaient bien pu redonner parfois quelque force au corps désorganisé de la malheureuse phthisique, mais la décomposition totale d'un organe essentiel, et dont rien ne peut opérer la reproduction, — car le magnétisme fortifie, mais ne crée pas, — la destruction complète du premier organe de la vie a annoncé celle de la victime. Son terme était fixé, elle avait vécu! Ses yeux étaient fixes, sa bouche décolorée, son dernier souffle s'était exhalé en un soupir et un baiser donné à sa mère.

Sa malheureuse sœur, habituée à l'endormir magnétiquement dans ses douleurs, se précipite alors à ses pieds, et, sans la toucher, se met avec ferveur à la magnétiser.

Quelle est la surprise de la famille assemblée de voir ce corps inanimé, déjà décoloré, se soulever, les yeux se rouvrir, la bouche dire avec force : *Ma mère! ma mère! quelle force j'éprouve en ce moment.... Oh! j'en reviendrai, ne pleure pas!*

En prononçant ces mots d'une voix sonore, si différente de celle qui précédait, elle s'élance au pied de son lit; ses pauvres jambes hydropiques, jadis sans force, supportent tout à coup son corps défaillant; sa sœur redouble son action magnétique avec le feu du désespoir et de la confiance. A mesure qu'elle agit, la défunte se raffermit de plus en plus :

— Prions Dieu, dit-elle; ma mère, ma sœur, mon bon père, prions; j'en reviendrai!

Elle se place d'elle-même à genoux, elle qui ne

pouvait se soutenir, qui était morte cinq minutes avant, et elle prie... Mais bientôt sa tête s'affaiblit, et sa poitrine, sans poumons, ne peut respirer la vie factice qu'elle avait acquise par l'influence de celle de sa sœur; l'excès du fluide magnétique qu'elle avait reçu s'évapore, ne trouvant plus d'organes.

— Ah! je retombe, dit-elle d'une voix éteinte; je n'ai fait qu'un songe. J'étouffe... Je meurs en adorant mon Dieu et ma mère!

Je le demande aux plus incrédules, — a écrit à ce sujet le célèbre et vénérable Deleuze, — cette enfant était-elle *gagnée?* En imposait-elle en mourant? Il est constant qu'elle était morte, ou aux portes de l'autre vie, et qu'elle a survécu trois heures à elle-même. Qui donc a pu opérer cette *résurrection*, hélas! bien cruelle? Qui a pu rendre à tous les organes une action qui n'existait presque plus, si ce n'est cet *agent* incompréhensible, mu par la volonté, rendu plus actif par la foi, la confiance, et dont l'action, appliquée dès le principe, peut souvent remédier aux désordres de l'organisation et au défaut d'équilibre?

M. le docteur Frappart rend ainsi compte de sa visite chez Mme Pigeaire :

— Après avoir examiné, tourné, retourné, décousu et longtemps essayé le bandeau qui devait recouvrir les yeux de Mlle Pigeaire, je dis à sa mère, en le lui rendant : S'il est vrai, Madame, que votre fille lise à travers ce bandeau appliqué par moi, dans un livre apporté par moi, et sans que vous regardiez mon livre; s'il est vrai surtout qu'elle puisse lire de temps en temps devant cinq ou six incrédules à la fois, faites-moi voir ce prodige, et je me charge de le faire croire.

La séance eut lieu le 9 août 1838, et tout s'y est exactement passé comme Mme Pigeaire me l'avait annoncé. La jeune somnambule a lu, parfaitement lu et joué aux cartes devant onze personnes, dont cinq au moins étaient complétement incrédules.

Ainsi qu'il en avait été convenu, c'est moi qui ai appliqué le bandeau; c'est moi qui, avec autant de soin que de défiance, l'ai collé par son bord inférieur aux ailes du nez et aux joues au moyen de taffetas d'Angleterre; c'est moi qui ai fourni le livre; c'est moi qui ai fait la partie avec des cartes que je venais d'acheter; c'est moi qui, en ôtant le bandeau, ai constaté que le taffetas était encore partout adhérent à la peau; enfin c'est moi qui ai de nouveau, pour ainsi dire, disséqué le bandeau pour acquérir la preuve que c'était bien le même que j'avais déjà essayé.

Après l'expérience, tous les assissants ont paru être surabondamment convaincus; quant à moi, ma conviction est maintenant complète, profonde, inébranlable.

Une dame, âgée de 64 ans, consulta le docteur Jules Clocquet pour un cancer ulcéré qu'elle portait au sein droit depuis plusieurs années, et qui était compliqué d'un engorgement considérable des ganglions axillaires correspondants.

Le docteur Chapelain, médecin ordinaire de cette dame, qui la magnétisait depuis quelques mois dans l'intention de dissoudre l'engorgement du sein, n'avait pu obtenir d'autre résultat, sinon de produire un sommeil très-profond pendant lequel la sensibilité paraissait anéantie, les idées conservant toute leur lucidité. Il proposa au docteur J. Clocquet de l'opérer pendant qu'elle serait plongée dans le sommeil magnétique. Ce dernier, qui avait jugé l'opération indispensable, y consentit, et le jour fut fixé. La veille et l'avant-veille, cette dame fut magnétisée plusieurs fois par le docteur Chapelain, qui la disposait, lorsqu'elle était en somnambulisme, à supporter sans crainte l'opération, qui l'avait même amenée à en causer avec sécurité, tandis qu'à son réveil elle en repoussait l'idée avec horreur.

Le jour de l'opération, le docteur J. Clocquet, arrivant à dix heures et demie du matin, trouva la malade habillée et assise dans un fauteuil, dans l'attitude d'une personne paisible et livrée au sommeil naturel. Il y avait à peu près une heure qu'elle était revenue de la messe qu'elle entendait habituellement à la même heure. Le docteur Chapelain l'avait mise dans le sommeil magnétique depuis son retour ; la malade parla avec beaucoup de calme de l'opération qu'elle allait subir. Tout étant disposé pour l'opérer, elle se déshabilla elle-même, et s'assit sur une chaise. Le docteur Chapelain soutint le bras droit, le bras gauche fut laissé pendant sur le côté du corps. M. Pailloux, élève interne de l'hôpital Saint-Louis, fut chargé de présenter les instruments et de faire les ligatures.

Une première incision, partant du creux de l'aisselle, fut dirigée au-dessus de la tumeur jusqu'à la face interne de la mamelle; une seconde, commencée au même point, cerna la tumeur par en bas et fut conduite à la rencontre de la première. Les ganglions engorgés furent disséqués avec précaution à raison de leur voisinage de l'artère axillaire, et la tumeur fut extirpée. La durée de l'opération a été de dix à douze minutes.

Pendant tout ce temps, la malade a continué à s'entretenir tranquillement avec l'opérateur et n'a pas donné le plus léger signe de sensibilité; aucun mouvement dans les membres ou dans les traits, aucun changement dans la respiration ou dans la voix, aucune émotion même dans le pouls ne se sont manifestés; la malade n'a pas cessé d'être dans l'état d'abandon et d'impassibilité automatique où elle était quelques minutes avant l'opération. On n'a pas été obligé de la contenir, on s'est borné à la soutenir. Une ligature a été appliquée sur l'artère thoracique latérale, ouverte pendant l'extraction des ganglions; la plaie étant réunie par des emplâtres agglutinatifs et pansée, l'opérée fut mise au lit toujours en état de somnambulisme, dans lequel on l'a laissée quarante-huit heures. Une heure après l'opération il se manifesta une légère hémorrhagie qui n'eut pas de suite. Le premier appareil fut levé deux jours après, la plaie fut nettoyée et pansée de nouveau. La malade ne témoigna aucune sensibilité, et le pouls conserva son rhithme habituel.

Après ce pansement, le docteur Chapelain réveilla la malade dont le sommeil somnambulique durait depuis une heure avant l'opération, c'est-à-dire depuis deux jours. Cette dame ne parut avoir aucune idée, aucun sentiment de ce qui s'était passé; mais, en apprenant qu'elle avait été opérée et voyant ses enfants autour d'elle, elle en éprouva une très-vive émotion que le magnétiseur fit cesser en l'endormant aussitôt.

Nous terminerons ce chapitre, dont tous les faits ont été constatés et signés par leurs témoins, par la relation de quelques expériences bien surprenantes et positives, faites à l'Hôtel-Dieu de Paris par M. Du Potet, sous les yeux et dans le service du docteur Husson. Le caractère et la position scientifique des médecins qui l'assistèrent ne permettant pas de suspecter la véracité du narrateur, nous allons mettre sous les yeux de nos lecteurs le procès-verbal des plus extraordinaires.

SÉANCE DU 7 NOVEMBRE 1820.

Lors de mon arrivée à neuf heures un quart, M. Husson vint me prévenir que M. le docteur Récamier désirait être présent et me voir endormir la malade, Catherine Samson, à travers la cloison. Je m'empressai de consentir à ce qu'un témoin aussi recommandable fût admis sur-le-champ. M. Récamier entra et m'entretint en particulier de ma conviction touchant les phénomènes magnétiques. Nous convînmes d'un signal, je passai dans le cabinet où l'on m'enferma. On fait venir la demoiselle Samson ; M. Récamier la place à plus de six pieds de distance du cabinet, ce que je ne savais pas, et y tournant le dos. Il cause avec elle, la trouve mieux; on dit que je ne viendrai pas; elle veut absolument se retirer.

Au moment où M. Récamier lui demande si elle digère la viande, — c'était le mot du signal convenu entre lui et moi, — je me mets en action. Il est neuf heures trente-deux minutes; elle s'endort à trente-cinq minutes. Trois minutes après, M. Récamier la touche, lui lève les paupières, la secoue par les mains, la questionne, la pince, frappe sur les meubles pour faire le plus de bruit possible; il la pince de nouveau et de toute sa force cinq fois; il recommence à la tourmenter; il la soulève à trois différentes reprises, et la laisse tomber sur son siége; la malade demeure absolument insensible à tant d'atteintes que je ne voyais qu'avec la plus grande peine, sachant que les sensations douloureuses qui n'étaient pas manifestées en ce moment se reproduiraient au réveil et causeraient des convulsions toujours difficiles à calmer.

Enfin, M. Husson et les assistants invitèrent M. Récamier à cesser des expériences devenues inutiles, la conviction commune sur l'état d'insensibilité de la malade au contact de tout ce qui m'était étranger étant complète.

J'avais fait à celle-ci, pendant ces épreuves, diverses questions auxquelles elle avait répondu. M. Récamier y avait intercallé les siennes, sur lesquelles il l'avait vue constamment muette. Elle me dit n'avoir aucun mal à la tête, mais elle se plaignit de frémissements dans le côté, qui, cependant ne lui faisait pas autant de mal aujourd'hui qu'hier.

Je rentre dans le cabinet, et le signal pour la réveiller ayant été donné à dix heures vingt-huit minutes, le réveil a lieu à trente minutes, etc.

SÉANCE DU 9 NOVEMBRE.

M. Bertrand, docteur de la Faculté de Paris, avait assisté à la séance précédente. Il y avait dit qu'il ne trouvait pas extraordinaire que la magnétisée s'endormît, le magnétiseur étant placé dans le cabinet; qu'il croyait que le concours particulier des mêmes circonstances environnantes opérait, hors de ma présence, un semblable effet; que, du reste, la malade pouvait y être prédisposée naturellement. Il proposa donc de faire l'expérience que je vais décrire.

Il s'agissait de faire venir la malade à l'heure ordinaire, dans le même lieu, de la faire asseoir sur le même siége et à l'endroit habituel; de tenir les mêmes discours, à son égard, avec elle; il lui semblait presque certain que le sommeil devait s'ensuivre. Je convins en conséquence de n'arriver qu'une demi-heure plus tard qu'à l'ordinaire.

A neuf heures trois quarts on commença à exécuter, vis-à-vis de la demoiselle Samson, ce que l'on s'était promis ; on l'avait fait asseoir sur le fauteuil où elle était placée ordinairement et dans la même position; on lui fit diverses questions, puis on la laissa tranquille; on simula les signaux employés précédemment, comme de jeter des ciseaux sur la table, et on fit enfin une répétition exacte de ce qui se passait ordinairement. Mais on attendit vainement l'état magnétique qu'on espérait produire chez la malade. Celle-ci se plaignit de son côté gauche, s'agita, se frotta le côté, changea de place, se trouvant incommodée par la chaleur du poêle, et ne donna aucun signe du besoin de sommeil, ni naturel, ni magnétique.

SÉANCE DU 10 NOVEMBRE AU SOIR.

J'arrivai à près de sept heures au lieu de réunion; nous montâmes tous ensemble à la salle Sainte-Agnès; notre malade y occupait le lit n° 34; on me fit placer dans le plus grand silence, accompagné de deux de ces messieurs, entre les lits 35 et 36.

M. Husson, passant devant le lit de la demoiselle Samson, va visiter un autre malade plus loin, à qui il dit tout haut :

— C'est pour vous que je viens ce soir; vous m'avez inquiété à ma première visite, mais je vous trouve mieux. Tranquillisez-vous, ça ira bien.

Il revient près du lit 34, et demande à Mlle Samson si elle dormait; celle-ci répond qu'elle n'a point envie de dormir, et qu'elle ne dort jamais de si bonne heure. Elle tousse. Il se retire et vient se placer à quelques lits de distance, de manière à être hors de vue de la malade, mais à portée d'observer ce qui allait se passer.

A sept heures précises je magnétise la malade, à sept heures huit minutes elle dit en se parlant haut à elle-même :

— C'est étonnant comme j'ai mal aux yeux, je tombe de sommeil.

Deux minutes après, M. Husson passe auprès d'elle, lui adresse la parole, elle ne répond pas; il la touche et n'en obtient rien.

A sept heures onze minutes, nous nous approchons tous, et je lui fais les questions suivantes :

— Mlle Samson, dormez-vous?

— Oh! mon Dieu, que vous êtes impatientant!

— Comment vous trouvez-vous?

— J'ai mal à l'estomac depuis tantôt.

— Comment se fait-il que vous dormiez du sommeil magnétique?

— Je ne sais pas.

— Saviez-vous que j'étais là?

— Non, monsieur.

— Si on vous laissait dormir toute la nuit?

— Oh! non, ça me ferait mal.

— A quelle heure vous réveillerez-vous?

— Demain matin.

Je lui souhaite le bonsoir, et nous nous retirons tous ensemble.

M. le docteur Bertrand n'avait pas manqué d'assister à cette expérience qu'il avait lui-même proposée, le succès avait été complet, tout le monde était convaincu, et lui-même ne fit aucune difficulté de signer le procès-verbal qui en fut dressé.

XIX

MIROIR MAGIQUE DE DU POTET.

> Trop longtemps les magnétiseurs sont restés dans le cercle expérimental tracé par nos devanciers. Il faut maintenant le franchir hardiment, résolûment.
>
> DU POTET.

Pour cette opération, nous prenons un morceau de braise, nous traçons un cercle plein, en ayant soin que toutes ses parties soient noircies. Nos *intentions* sont bien formulées, aucune hésitation dans nos pensées : nous voulons que les Esprits animaux soient fixés dans ce petit espace et y demeurent enfermés ; qu'ils y appellent des Esprits ambiants et semblables, afin que des communications s'établissent entre eux, et qu'il en résulte une sorte d'alliance.

L'expérimenté, une fois attiré vers ce point, une pénétration intuitive, due au rapport qui s'établira entre les Esprits qui sont en lui et ceux fixés sur le miroir magique, doit avoir lieu ; il doit voir les événements et tout ce qui l'intéresse, comme s'il était dans l'extase ou dans le somnambulisme le plus avancé, bien que l'expérimenté soit libre de ses facultés comme de son être, et que rien chez lui ne soit enchaîné. Ce n'est peut-être pas là toute notre pensée, mais nous n'avons point de termes pour l'exprimer autrement.

L'opérateur doit se tenir à distance, sans qu'aucune influence de sa part vienne désormais s'ajouter, se joindre à ce qui a été fait tout d'abord.

Cette expérience est neuve pour nous comme pour toute l'assemblée, qui se compose, ce jour-là, de quatre-vingts personnes. Tous les yeux sont ouverts, c'est en plein jour, sur un parquet qui n'a reçu aucune préparation, qui n'est revêtu d'aucun enduit, le rond est tracé, et le charbon qui a servi est déposé sur la cheminée, où tout le monde est libre de l'examiner. Aucun parfum, aucune parole, enfin rien que ce rond charbonné, et l'occulte puissance qui y a été déposée au moment du tracé, tracé qui a demandé quatre minutes de préparation seulement. Durant ce court espace de temps, des rayons de notre intelligence, poussés par d'autres rayons, ont formé un foyer invisible, mais réel; nous sentons qu'il existe un trouble inconnu que nous éprouvons, à l'ébranlement de tout notre être, plus encore à une sorte d'affaissement résultant de la diminution de la somme de nos forces. Voici ce que l'on observe :

Plein de confiance en lui, sûr de l'impuissance de cette magie, un homme de vingt-cinq à vingt-six ans s'approche du rond fatidique, le considère d'abord d'un regard assuré, en examine les circonvolutions, car il est inégalement tracé, lève la tête, regarde un instant l'assemblée, puis reporte ses regards en bas, à ses pieds. C'est alors qu'on aperçoit un commencement d'effet : sa tête se baisse davantage, il devient inquiet de sa personne, tourne autour du cercle sans le perdre un instant de vue. Il se penche davantage encore, se relève, recule de quelques pas, avance de nouveau, fronce les sourcils, devient sombre et respire avec violence. On a alors sous les yeux la scène la plus étrange, la plus curieuse : l'expérimenté voit, à n'en pas douter, des images qui viennent se peindre dans le miroir. Son trouble, son émotion, plus encore ses mouvements inimitables, ses sanglots, ses larmes, sa colère, son désespoir et sa fureur, tout enfin annonce, prouve le trouble, l'émotion de son âme. Ce n'est point un rêve, un cauchemar, les apparitions sont réelles.

Devant lui se déroule une série d'événements représentés par des figures, des signes qu'il saisit, dont il se repaît, tantôt gai, tantôt rempli de tristesse, à mesure que les tableaux de l'avenir passent sous ses yeux. Bientôt même, c'est le délire de l'emportement; il veut saisir le signe, il plonge en lui un regard terrible, puis enfin il s'élance et frappe du pied le cercle charbonné, la poussière s'en enlève, et l'opérateur s'approche pour mettre fin à ce drame rempli d'émotions et de terreurs.

Pour un instant, on craint que le voyant n'exerce sur l'opérateur un acte de violence, car il le saisit brusquement par la tête et l'étreint avec force. Quelques paroles affectueuses et les procédés magnétiques apaisent, calment l'âme du voyant, et font rentrer dans leur lit ces courants vitaux débordés.

On entraîne dans une pièce voisine l'expérimenté ; mais avant qu'il ait repris entièrement ses sens, on lui ôte le souvenir de ce qu'il a vu et l'on achève de le calmer. Il ne lui reste bientôt qu'une douleur dans la partie supérieure du crâne, qui disparaît d'elle-même au bout d'une demi-heure. Malgré tout, il conserve une vague pensée, une préoccupation de l'esprit ; il cherche à se rappeler. Il sent qu'il s'est passé en lui quelque chose d'étrange ; mais quoi qu'il fasse, sa mémoire ne peut lui fournir un trait, une figure de tout ce qu'il a vu : tout est confus en lui, et les interrogations nombreuses qu'il subit n'amènent aucune révélation.

Rêvons-nous, sommes-nous nous-même sous le charme d'une illusion ? Avons-nous bien vu ce que nous venons de décrire ? Oui ! oui ! nous l'avons vu, saisi, plein de calme et de raison ; tout est réel, et nous restons bien au-dessous de la vérité, ne pouvant entièrement la peindre dans ce récit, car les mots nous manquent, quoique notre mémoire soit fidèle.

Cette expérience a porté dans tous les esprits la conviction qu'une découverte venait de se révéler, et que le magnétisme allait certainement s'ouvrir une nouvelle route. Les faits, déjà si curieux, offerts par le somnambulisme, sont dépassés, car ici l'homme est éveillé.

CONCLUSION.

> Et, de fait, l'âme a double vie, l'une conjointe avec le corps, et l'autre séparable de toute corporéité.
>
> IAMBLIQUE.

Le Magnétisme touche au moment de sa révélation suprême et de son intronisation solennelle dans la constitution sociale.

Que les Magnétiseurs prennent courage. Galilée fut condamné au feu pour avoir dit que la Terre tournait... et la Postérité a fait justice à Galilée. N'est-elle pas prête aussi à la rendre aux Magnétiseurs? Le passé leur répond de l'avenir, et la réalisation de cet avenir est venue.

Quelle sublime et généreuse révolution!

Le Magnétisme, universellement pratiqué, aura une influence puissante et immédiate sur l'Humanité, car c'est une doctrine qui révèle à l'homme le mystère de son organisation physique et psychique, en même temps qu'elle lui montre la voie par laquelle Dieu l'attire à lui.

Combien donc sont coupables ceux qui, par intérêt, par ignorance, ou par de ridicules préventions, entravent la marche de cette science admirable! Que peut l'égoïsme, que peuvent la sottise et l'apathie, que feront de vains scrupules devant la vérité? Quelque temps d'arrêt, quelques luttes impuissantes, quelques hommes sacrifiés, voilà les résultats du vertige insensé d'un esprit révolté. Que pèse cela dans l'Eternité ?

Ce qui est vrai triomphe toujours; les Hommes passent, et la Vérité demeure.

POST-FACE.

On écrirait de nombreux volumes pour analyser tous ceux qui ont paru sur le Magnétisme depuis Mesmer, et on aurait presque autant à publier si l'on voulait rechercher et collectionner les preuves manifestes de cette science miraculeuse, qui ont été constatées dès la plus haute antiquité jusqu'à ce célèbre docteur.

Dans le cadre restreint qui nous est imposé, nous nous sommes efforcé de réunir les principes fondamentaux du Magnétisme — cet art de révéler les choses secrètes, de deviner les remèdes salutaires, et de lire dans les cœurs — tels qu'ils se trouvent dans les écrits de Mesmer, de Deleuze, son disciple le plus renommé, et dans un Rapport mémorable de l'Académie de médecine. Quant aux règles de la pratique et aux autres parties de notre travail, nous en avons puisé les éléments dans les ouvrages si justement renommés de Mesmer, Deleuze, Puységur, Faria, Al. Bertrand, Delauzanne, Teste, Ricard, Du Potet, ainsi que dans l'étude journalière que nous faisons nous-même de la grande et admirable science du Magnétisme.

FIN DES MERVEILLES DU MAGNÉTISME.

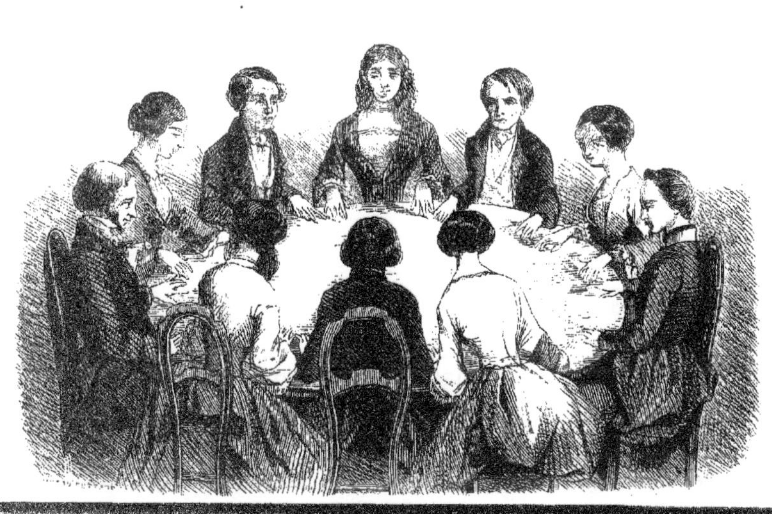

MYSTÈRES

DES

TABLES TOURNANTES

ET PARLANTES

I

AUX SAVANTS.

> Il n'y a rien de secret qui ne doive être manifesté, et il n'y a rien de caché qui ne doive venir en évidence.
>
> SAINT-MARC.

L'attention publique est toujours vivement préoccupée du singulier phénomène des tables tournantes et parlantes ! Comme il arrive presque inévitablement pour des découvertes que la raison humaine ne sait point expliquer, bien des gens doutent encore de l'exactitude des faits merveilleux qui se révèlent chaque jour, et les savants interrogés se contentent de sourire dédaigneusement sans répondre.

Ce scepticisme ne nous étonne guère, quand nous nous rappelons qu'une foule d'autres découvertes, aujourd'hui du domaine de la science, ont provoqué la même incrédulité. De tout temps n'a-t-on pas suspecté ce qui dépassait le niveau des connaissances vulgaires? N'a-t-on pas ridiculisé les idées nouvelles provenant soit d'études profondes, soit des révélations de la nature?

Si l'on recherchait les innombrables mécomptes des savants et des esprits forts dans tous les siècles, si l'on enregistrait les cassations qu'ont eu à subir les arrêts suprêmes par lesquels furent condamnés à l'inanité tant de découvertes précieuses, tant d'inventions admirables qui ont brillamment échappé à l'ostracisme prononcé doctoralement contre elles, ne serait-ce pas pour les savants et les esprits forts un cruel et peu édifiant martyrologe?

Sans nous imposer une pareille tâche, car l'étendue de ce livre ne suffirait pas pour compléter notre travail, nous citerons seulement quelques exemples des plus saillants.

Le moine Gerbert, depuis pape sous le nom de Sylvestre III, fut soupçonné de sorcellerie pour avoir inventé les horloges à ressorts.

Qui ne se rappelle qu'un procès fut inventé, à Strasbourg, à Guttenberg? On l'accusait, à propos de ses essais de typographie, « de s'occuper d'un art tenant du merveilleux. »

Christophe Colomb, implorant vainement de royaume en royaume les moyens de réaliser la découverte du nouveau monde, passa longtemps pour un visionnaire.

Le créateur de la physique moderne, le promoteur avec Bacon de cette réforme scientifique qui, en détrônant la scolastique péripatéticienne, a renouvelé la face des sciences naturelles, Galilée s'est vu persécuté comme hérétique, parce qu'il avait pénétré une vérité cachée depuis la naissance du monde.

Salomon de Caus, l'auteur de la découverte de la vapeur, fut réputé fou et enfermé à Bicêtre. Et trop longtemps on traita de chimère l'application de la vapeur comme force motrice.

L'inventeur du gaz, l'ingénieur français Lebon, mourut dans l'indigence, sans qu'on ait daigné expérimenter le produit de ses recherches.

Mesmer ne fut-il pas considéré comme un charlatan et un imposteur?

On nia l'électricité à son origine, et des savants considérèrent d'abord comme une utopie les télégraphes électriques.

Combien de répulsion irréfléchie ne rencontre point, aujourd'hui encore, l'homœopathie, dont tant d'admirables applications ont démontré jusqu'à l'évidence l'exactitude et l'efficacité de la méthode d'Hahnemann?

Que de prodiges, qui semblaient à l'avance démentis par la raison, se sont trouvés démontrés par les faits! Le paratonnerre, le daguerréotype, la galvanoplastie, l'éthérisation, l'application de l'air atmosphérique employé comme moteur, et tant d'autres!

Enfin, que de phénomènes restent encore inexpliqués, dont la science est pourtant obligée d'admettre la réalité!

Pourquoi le zoomagnétisme n'aurait-il pas sa raison d'être? Le jugement humain a été trop souvent déçu dans son absolutisme pour s'arroger le droit de rien déclarer impossible.

Il serait temps que ce qu'on appelle la danse des tables ne fût plus seulement un jeu de société, mais qu'elle devînt un objet d'études sérieuses. En effet, n'y a-t-il point là, pour les esprits curieux, matière à investigations, qui attendent le génie d'un Volta pour créer un nouveau chapitre dans l'encyclopédie des sciences humaines?

II

DES TABLES TOURNANTES ET PARLANTES.

> C'est un fait à n'y rien comprendre,
> Un conte extravagant, ridicule, importun.
> Cela choque le sens commun,
> Mais cela ne laisse pas d'être. . . .
>
> MOLIÈRE.

On serait plutôt embarrassé de dire ce qui aujourd'hui ne tourne pas, que d'énumérer ce qui tourne : tables, chaises, compotiers, assiettes, chapeaux, clefs, bagues, tout a été expérimenté et tout a obéi; et, chose singulière, ce sont les objets les plus inertes qui semblent subir le plus facilement l'impulsion mystérieuse. Quand le phénomène aura été — s'il ne l'est déjà — suffisamment constatė, il faudra bien que la science officielle, la science qui se décore du nom de positive, nous en donne l'interprétation. En attendant cette explication, que la science nous doit et que nous sollicitons d'elle en toute humilité, nous allons hasarder quelques considérations plus ou moins philosophiques.

Il y a dix-huit siècles, une parole profonde fut dite : « Si les hommes se taisent et refusent de « rendre hommage à la vérité, les pierres crieront « à leur place. »

Cette prédiction conditionnelle semble se réaliser de nos jours. Si les pierres ne crient pas encore, les tables se mettent en mouvement et elles parlent. Le magnétisme humain, ce lien mystérieux qui unit la matière à l'esprit, cet agent de la vie universelle, dont les académies ont demandé ironiquement le certificat d'origine, et sur lequel, après bientôt un siècle de controverses, Hippocrate dit oui et Galien dit non ; le magnétisme, qui n'a peut-être eu guère moins à se plaindre de ses adeptes inintelligents que de ses adversaires passionnés, rompt le silence, et il jette la matière à la tête de ce siècle matérialiste pour le forcer à réfléchir. La matière se meut, et elle se meut sous une impulsion absolument immatérielle. L'impondérable étend son domaine. Ici, ce n'est plus le fluide électrique prenant naissance dans la réaction de deux liquides excitateurs; ce n'est plus même le magnétisme terrestre exerçant, à l'aide de certains minéraux, ses attractions encore inexpliquées; c'est tout cela et mieux que cela. C'est le corps de l'homme transformé en un aimant puissant et universel, émanant son fluide par un seul acte de sa volonté, le faisant passer dans des corps inertes, et leur communiquant momentanément le mouvement et une sorte de vie fantastique.

Faire danser les tables est un tour de force tellement commun aujourd'hui, que les savants de profession sont seuls à le nier. Mais les faire parler, obtenir d'elles réponse aux questions les plus indiscrètes, et en tirer des prédictions, cela paraît beaucoup plus fort et même impossible. Cependant des résultats aussi inimaginables ont été réalisés.

Au point de vue de la critique historique, le fait des tables parlantes n'est pas moins authentique que celui des tables tournantes. Ils reposent l'un et l'autre sur des témoignages de même nombre, de même poids, et il est certain pour nous qu'ils constituent un fait unique. Si donc on admet en général, en cette matière, la preuve par témoins, il faut reconnaître que le phénomène des tables parlantes est tout aussi bien constaté que celui des tables mouvantes.

Le phénomène nouveau devait inévitablement rencontrer des incrédules et des railleurs. Toutefois, il est peut-être destiné, dans un avenir plus ou moins prochain, à offrir des ressources précieuses; car, avec cette application du magnétisme à des corps inertes, on pourra expliquer bien des faits regardés jusqu'ici comme inexplicables. D'ailleurs, n'est-ce pas le fluide électrique qui régit le monde en remplissant l'espace? N'est-ce pas par lui que tout est sensible dans la nature? N'est-ce pas sur lui qu'est fondé l'admirable système de

Newton? C'est lui qui a fait dire à Kepler que la terre et les corps célestes étaient des corps animés sous son influence. N'est-ce pas le magnétisme qui a fait dire aussi à Descartes que le mouvement du flux et du reflux de la mer se réglait sur la pression magnétique de la lune, et à Euler que les corps célestes sont doués de la force attractive (magnétique) qui attire les corps en raison directe de leur masse, et en raison inverse du carré de leur distance?

Le fluide magnétique est peut-être cette émanation de la divinité appelée *psuché* par les Grecs et *anima* par les Latins, ce souffle divin de la vie, susceptible d'être transmis ou communiqué par le contact des corps vivants à des objets inanimés, et d'en faire momentanément les instruments dociles de notre volonté, comme le sont nos propres organes.

Cependant, il y a deux cents ans, celui qui aurait fait tourner une table par le simple contact de ses doigts, aurait été brûlé vif pour cause de sortilége et de maléfice. Nous sommes heureusement loin de ces temps d'ignorance et de barbarie.

Autrefois encore, pour enfanter une religion, il fallait des adeptes et des martyrs ; il fallait à Mahomet un Omar et des Séïdes. Aujourd'hui, que la lumière n'est plus sous le boisseau, il ne faut, pour faire accepter un fait vrai, bien qu'invraisemblable, que de la bonne foi, et attendre que le temps vienne le confirmer et dessiller les yeux de ceux qui croient que tout est découvert parce qu'ils prennent l'horizon pour les bornes du Monde.

Est-ce bien une force nouvelle qui nous a été révélée ? se demande, dans la *Presse médicale*, le docteur Alex. Mayer. Je crois plutôt que c'est une manifestation particulière de l'électricité vitale, déjà et depuis longtemps étudiée sous le nom de magnétisme animal.

Quelle que soit la destinée de cette découverte, elle mérite assurément de fixer l'attention des savants, car nul ne saurait prévoir les applications dont elle est susceptible. C'est tout un monde à explorer, et c'est peut-être la clef d'une science nouvelle qui nous dévoilera les mystères, jusqu'à présent impénétrables, de la psychologie.

Saluons-la donc avec bonheur, cette ère de régénération qui s'annonce, et dont la mission sera de purifier l'humanité des doctrines matérialistes qui la détournent de sa voie. Et puis, suivons, sans nous laisser rebuter par les obstacles, ce sillon que le hasard nous a montré. Qui sait s'il n'y a pas au bout de quoi illustrer toute une génération ?

Les principales objections faites par les sceptiques à la rotation des tables se résument dans la tendance au mouvement et à la vibration musculaire. Voici, à ce sujet, les judicieuses observations publiées dans la *Revue médicale* par le docteur de Pietra Santa :

« MM. de Castelnau et Corvisart affirment que le mouvement imprimé à une table n'a d'autre cause que les vibrations invisibles et involontaires du système musculaire des expérimentateurs : la contraction prolongée des muscles se traduisant par une série de vibrations et devenant un tremblement visible, imprimerait à l'objet le mouvement rotatoire. »

Nous allons présenter quelques difficultés à cette explication :

1° Quand on tient le bras tendu horizontalement, après deux ou trois minutes, il survient, il est vrai, un léger tremblement involontaire; mais si la main trouve un point d'appui, quelque faible qu'il soit, le tremblement en question n'a pas lieu. Or, on a et un point d'appui du tronc sur les chaises, et un point d'appui de la main sur la table. Les vibrations musculaires enfin peuvent produire une vibration de la table sur place, mais de mouvement circulaire et de translation, point.

2° La suspension du phénomène par le contact d'une personne étrangère, ignorée de l'acteur, détruit l'explication des effets de l'imagination aussi bien que celle des vibrations musculaires, puisque celles-ci ne se suspendent probablement pas par l'effet d'un contact à notre insu.

3° Le changement de direction dans le mouvement rotatoire par le fait du simple changement dans les rapports des petits doigts, réunit enfin la théorie de MM. Castelnau et Corvisart.

Il faut donc une autre explication du fait, une autre théorie du phénomène, et nous croyons qu'il est nécessaire de chercher l'une et l'autre dans l'étude d'un fluide impondérable nouveau, ou dans les effets encore inédits des fluides impondérables connus.

De curieuses révélations ont été faites par un somnambule interrogé sur les causes qu'on peut assigner au phénomène des tables tournantes :

— Vous rappelez-vous les expériences qui viennent d'avoir lieu?

— Oui.

— Voyez-vous la cause et de quelle manière le phénomène se produit?

— Parfaitement.

— Tâchez de nous l'expliquer.

— Je vois que lorsque nous avons opéré, du moment que la chaine a été formée, le fluide vital de chaque opérateur a circulé dans tous les nerfs, de manière que, se confondant l'un dans l'autre, ils n'ont plus formé qu'un seul fluide, de force proportionnée aux dispositions de chacun. Aussitôt ce mélange accompli, le fluide a agi sur la table et l'a mise en mouvement.

— Dites-nous comment s'opère ce mouvement.

— C'est le fluide vital qui, mis en action par la concentration des volontés, a envahi la table.

— Quels sont les obstacles pouvant faire échouer l'opération?

— Plusieurs peuvent se rencontrer ensemble ou séparément. Le premier, c'est le manque de volonté ; le deuxième, le manque de force physique, et d'autres fois le mauvais accord dans les systèmes vitaux.

— Y aurait-il donc des conditions à rempli pour la réussite?

— Oui.

— Dites-nous quelles seraient ces conditions.

— Chaque fois que vous choisirez des personnes de bonne volonté, en parfaite santé et en assez grand nombre, les effets que vous produirez vous étonneront. L'expérience pourrait être plus forte et plus concluante encore, selon le nombre et la constitution physique des individus, mais la table touchera toujours la terre par un point.

— On ne pourrait donc pas la soulever entièrement ?

— Cela est impossible en opérant comme vous le faites. D'ailleurs, en fait de magnétisme, il faut agir avec le plus grand sérieux ; les distractions sont même une cause de difficulté et de résistance. Mais on le pourrait, si l'on réunissait quatre personnes magnétisées, en les faisant procéder à l'expérience elles-mêmes. Il est certain que quatre personnes dans l'état de somnambulisme ont la force de seize ; leur puissance magnétique devient quadruple en ce qu'elles possèdent déjà leur fluide propre, puis celui de leur magnétiseur, et ce double fluide se trouve encore doublé par la ferme volonté qu'elles ont. Ne voyant alors que l'objet sur lequel on les fixe, elles peuvent produire des effets extraordinaires. Sans toucher la table, par une simple imposition des mains faite à quatre doigts de distance, ces magnétisés pourraient la tenir un moment suspendue comme par enchantement. Cela paraît impossible, mais moi qui le vois je vous assure qu'une telle expérience réussirait.

La philosophie, dit Kant, l'illustre père de la philosophie allemande, qui ne craint pas de se compromettre dans l'examen de toute sorte de questions futiles, est souvent fort embarrassée quand elle rencontre dans son chemin certains faits desquels elle ne saurait douter impunément, et auxquels elle ne saurait croire sans se rendre ridicule. C'est le cas des contes de revenants.

En effet, il n'y a pas de reproche auquel la philosophie soit plus sensible que celui de crédulité et d'attachement aux superstitions vulgaires. Ceux qui se donnent à bon marché le nom et le relief de savants se moquent de tout ce qui, inexplicable pour le savant aussi bien que pour l'ignorant, les place tous deux au même niveau. C'est ce qui fait que les histoires de revenants sont toujours écoutées et bien accueillies dans l'intimité, mais impitoyablement désavouées devant le public. On peut donc être sûr que jamais une académie des sciences ne choisira un pareil sujet pour le mettre au concours; non pas que chacun de ses membres soit persuadé de la futilité et du mensonge de toutes ces narrations, mais bien parce que la loi de la prudence met de sages bornes à l'examen de ces questions. Les histoires de revenants rencontreront toujours des croyants secrets, et seront toujours l'objet en public d'une incrédulité de bon ton.

III

HISTORIQUE DE LA RÉVÉLATION.

> Tous les phénomènes d'apparitions s'expliquent bien plus facilement avec la corporéité adhérente, qu'avec la corporéité d'emprunt, qui nécessiterait un miracle continu.
>
> D. CALMET.

Les neuf dixièmes des personnes qui pratiquent l'expérience des tables ne se doutent pas de son origine mystique et quelque peu magique. C'est pour ces personnes que nous allons exposer, le plus succinctement possible, l'histoire des premières manifestations que l'on considère généralement en France comme exclusivement *physiques*, et qu'en Amérique, où elles ont pris naissance, on qualifie de *spirituelles*.

Dans la petite ville d'Arcadie, état de New-York, habitait, en 1846, un homme nommé Weckmann, dans la maison duquel des bruits mystérieux se faisaient entendre sans qu'on ait pu jamais en deviner la cause. Une nuit, la famille tout entière fut éveillée par les cris de la plus jeune des enfants, âgée de huit ans, qui assura avoir senti quelque chose comme une main passer sur sa tête et sur sa figure.

M. Weckmann ayant quitté cette maison, le docteur John Fox vient l'occuper. Les mêmes bruits ont lieu et paraissent inexplicables, jusqu'à ce qu'une des filles du nouveau locataire, âgée de quinze ans, s'avise de les provoquer elle-même comme on provoque un écho. Elle frappe dans ses mains une fois, deux fois, trois fois, etc., en disant au bruit de lui répondre. Le bruit répond.

La conversation s'engage :

— Compte six, dit miss Fox, et six coups prouvent qu'elle est parfaitement comprise. Sa mère intervient et cause à son tour avec le bruit.

— Combien ai-je d'enfants?

Réponse : autant de coups qu'elle a d'enfants.

— Quel âge a l'aînée?

Quinze coups. L'aînée a quinze ans.

— Et la cadette?

Douze coups. La cadette a douze ans.

— Est-ce un être humain qui fait le bruit?

Oui. C'est-à-dire un coup.

— Est-il vivant?

Non. C'est-à-dire profond silence.

— Tu es donc mort?

Oui.

— Quel âge avais-tu quand tu mourus?

Trente-cinq coups.

— Es-tu mort de mort violente?

Oui.

Plus tard, on apprit que l'être mystérieux avait été enterré dans la maison même par son meurtrier, car peu à peu la conversation avec lui put s'étendre au moyen d'un alphabet dont il épelait les lettres pour former les mots et les phrases de ses réponses. Par exemple :

— Sais-tu le nom de ma fille?

Oui.

— Son nom commence-t-il par un A?

Silence négatif.

— Par un B?

Silence négatif.

— Par un C, un E? etc... par un M?

Oui.

— La seconde lettre de son nom est-elle un E?

Silence négatif.

— Un A?

Oui.

Ainsi de suite, jusqu'à ce que toutes les consonnes et voyelles du nom de Marguerite fussent devinées.

Avec le temps, l'*esprit* et les membres de la famille Fox trouvèrent un assez grand nombre de formules abréviatives pour causer ensemble avec une certaine rapidité. Entre eux s'établit surtout une sympathie intime; et quand le docteur transporta son domicile à Rochester, l'invisible interlocuteur déménagea avec lui.

Cependant le miracle s'était ébruité, et les sceptiques ayant exprimé des doutes, une expérience publique prouva la véracité de la famille Fox.

Enfin, à la longue, cette famille se trouva avoir acquis, par son commerce avec un premier *esprit*, la faculté d'en évoquer d'autres. Cette faculté merveilleuse, ce don acquis ou naturel, se transmet et se communique par une espèce d'initiation plus ou moins lente, selon les tempéraments ou les susceptibilités nerveuses de l'initié; mais il faut que ce ne soit pas à des conditions bien difficiles, puisque les intermédiaires, appelés *media*, se sont multipliés en quelques années jusqu'à des milliers.

Nous arrivons maintenant aux tables :

« Il y avait, lisons-nous dans une brochure (1) récemment publiée à New-York, un soir, un groupe de six individus réunis dans la ville d'Auburn, état de New-York, dans le but de faire des expériences sur les phénomènes des tables. Tous les six entendent des coups, et bientôt on voit la table, que personne ne touchait, se mouvoir çà et là à une distance d'environ un pied dans plusieurs directions; et ensuite, sur la demande des assistants, cette même table, qui était extrêmement légère, est retenue forcément sur le parquet avec une telle ténacité, qu'il faut toute la force d'un homme pour l'enlever. Alors tous les assistants se cramponnent à la table, en priant les agents invisibles de vouloir bien la leur retirer, ce qui s'est fait tout de suite, sans qu'il fût possible de s'y opposer. Puis la table s'élève sur deux pieds et reste ainsi malgré tous les efforts tentés pour l'abaisser. Pendant cette gambade de la table, tous les assistants, en mettant la main dessus, sentent des vibrations vives et rapides semblables à l'action d'une batterie galvanique. »

Ce qui précède est suffisant pour faire saisir le

(1) Explanation and history of the myterious communications with spirits in Western New-York.

lien qui unit les manifestations d'Amérique avec les phénomènes d'Europe.

Un mot, en terminant, sur les esprits frappeurs. Il s'est fondé dans la patrie de Franklin une sorte de secte religieuse dont le but principal est l'évocation des âmes qui se révèlent à l'homme sous la forme d'*esprits frappeurs*. On va bientôt avoir l'explication de ce nom. Entrez dans une des réunions de ces nouveaux croyants, entrez-y avec les dispositions les plus sceptiques et l'esprit le plus aguerri contre la croyance aux fantômes et aux apparitions surnaturelles. Il n'est pas nécessaire de croire par avance pour voir, ou, pour parler plus exactement, pour entendre. Mêlez-vous à la cérémonie, et ne vous en rapportez qu'au témoignage de vos sens.

Quelques-uns des nouveaux sectaires attendent, immobiles ou absorbés dans de profondes pensées, la venue de l'esprit; mais ces réunions silencieuses ne sont pas les plus fréquentes. La plupart du temps la cérémonie débute par une espèce de sabbat. C'est d'abord une danse sans nom qui vous emporte dans son tourbillon au milieu de sons confus et de cris inarticulés.

Lorsque les fidèles sont assez exaltés pour qu'ils aient la force de se faire entendre et obéir des esprits des morts, et pour supporter l'entrevue, la ronde s'arrête. Alors il vous semble que les murs résonnent d'une manière étrange sous des coups répétés. Ces coups sont le langage des âmes que l'on vient d'évoquer et qui sont accourues; ce sont ces coups qui leur ont valu le nom d'*esprits frappeurs*. On les entend, mais on ne les voit pas.

Entre elles et les fidèles, il y a des intermédiaires, des *médium* qu'elles agitent, qu'elles font obéir et qui deviennent leurs instruments passifs. Peut-être vous croyez-vous le jouet de votre imagination troublée et de vos nerfs irrités par le tumulte de la ronde et le désordre des visages des néophytes. Mais voici un *médium* qui s'avance vers vous et vous demande quelle est l'âme que vous voulez évoquer; à peine avez-vous nommé un parent, un ami, que vous vous sentez frémir et frissonner de tous vos membres.

Vous ne sauriez dire, il est vrai, que vous avez vu l'esprit; il ne s'est produit nulle apparition; mais vous avez senti (sensation étrange et incompréhensible), vous avez senti, à n'en pouvoir douter, que vous étiez en présence de l'esprit que vous veniez de nommer de son nom terrestre. Son arrivée s'annonce par un bruit semblable au frémissement que doit produire le choc des os d'un squelette qui serait doué de mouvement et de vie. Et maintenant interrogez le spectre invisible, demandez-lui les causes les plus cachées de votre vie, de la sienne; pressez-le et mettez de toutes les façons sa science à l'épreuve; il vous répondra sans hésitation et sans erreur. Doutez-vous encore?

Mais vous pouvez aller plus avant et interroger l'esprit sur le monde inconnu d'où vous l'avez fait sortir et où il va retourner. Il frappera, et le *médium* vous traduira ses coups en langage humain.

La croyance aux esprits frappeurs fait des progrès et se répand chaque jour davantage; elle a même passé la mer et compte quelques adhérents en Europe. Un journal de Stuttgart raconte qu'un esprit frappeur a fait spontanément entendre des coups et a répondu ensuite à toutes les questions qui lui ont été faites à Dibbesdorf, dans la Basse-Saxe. Les nouveaux nécromanciens ont cela de particulier qu'ils semblent ne pas redouter l'examen ; ils ont aux États-Unis une dizaine de journaux où ils racontent ce qui se passe entre eux et les esprits frappeurs.

IV

QUESTION HYGIÉNIQUE.

L'expérience des tables tournantes et parlantes n'est-elle pas nuisible à la santé ? A cette question hygiénique le docteur Jules Massé a répondu :

« Je dis que l'on ne peut se planter autour d'une table, tendre les deux bras en avant et les tenir pendant longtemps immobiles sans éprouver une fatigue musculaire qui retentit spécialement dans le dos, dans les lombes et surtout à cette région que les gens du monde appellent creux de l'estomac. Combien de gens, entraînés par le désir de déchiffrer une large pancarte, occupés du plaisir de parcourir un journal déployé, et tenant forcément l'un ou l'autre en étendant les deux bras, ont senti des tiraillements et des douleurs qui les avertissaient de leur imprudence ?

« Or, c'est en général après le dîner que l'on procède à la curieuse expérience des tables, ou bien c'est en soirée, c'est-à-dire une ou deux heures après avoir mangé. Il me paraît impossible que la fatigue des expérimentateurs n'entrave pas d'une façon fâcheuse l'important travail de la digestion.

« Quant à la fatigue nerveuse, j'espère que personne ne la révoquera en doute. On s'ennuie d'abord, ensuite on s'impatiente, puis l'on apporte à ce travail une si grande contention d'esprit, qu'il agite, excite, surexcite, puis il casse la tête et brouille les idées.

« Faut-il donc en conclure qu'il est défendu, sous peine de maladie, de procéder à de nouvelles tentatives? Non, mais je pense qu'il faut y apporter plus de sagesse, moins de fatigue et peut-être un peu moins de ténacité. »

V

DE LA PRATIQUE.

Nous conseillons d'abord d'éviter d'actionner un meuble trop massif; et la raison, c'est qu'un meuble massif absorbe beaucoup de fluide et demande beaucoup de temps pour être saturé. Or, contrairement à l'opinion des savants, nous croyons que la fatigue et l'ennui, au lieu de provoquer la vibration musculaire et la tendance au mouvement qui, selon eux, doivent amener la rotation, produisent un effet directement opposé. En général, une table qui n'a pas marché au bout d'une demi-heure ne marchera pas du tout, à moins d'être actionnée par des personnes d'une foi, d'une ténacité et d'une patience que l'on rencontre rarement chez les commençants.

Ensuite, une table très-grande demande un grand nombre d'expérimentateurs. Mais si, comme on le pense généralement, c'est une sorte de concrétion de tous les fluides des expérimentateurs qui forme le fluide unitaire par lequel se meut la table, il est facile de comprendre que, plus il y a de monde à une chaîne, plus il y a de chances pour qu'il s'y trouve quelque fluide réfractaire, neutralisateur, qui empêche tous les autres fluides de se fondre et de s'harmoniser ensemble, pour produire l'effet demandé, sans compter que plus il y a de monde dans une chaîne, plus il se crée dans chacun un doute, une défiance à l'égard de ses coopérateurs; et, si un résultat se produit, il est rarement concluant, les sceptiques pouvant toujours dire qu'il y a quelqu'un qui pousse.

Trois personnes autour d'un guéridon en bois léger, de 30 à 50 centimètres de diamètre, dont les trois pieds sans roulettes soient assez écartés pour donner de la stabilité au meuble, nous paraissent être dans les meilleures conditions possibles pour opérer convenablement, constater les phénomènes et contrôler les mouvements.

Si, en effet, nous désignons par les lettres A, B, C les trois pieds du guéridon, et que ces trois pieds correspondent chacun à un des expérimentateurs, que nous désignerons par les mêmes lettres, lorsque le guéridon, relevant ses deux pieds B et C, ne portera plus que sur le pied A, l'expérimentateur, placé devant ce pied, saura bien que, si ce n'est pas lui qui appuie sur le meuble pour le faire basculer vers lui, ses coexpérimentateurs auront beau vouloir tricher, il ne pourront produire cette position anormale. Donc, l'expérimentateur A se convaincra facilement de la réalité du phénomène. La même manœuvre étant répétée sur les pieds B et C, les deux autres expérimentateurs auront une preuve semblable; et, après un quart d'heure d'expérience, chacun des opérateurs sera plus édifié sur le fait qu'à la suite de dix séances autour d'une table à un plus grand nombre d'expérimentateurs.

De plus, il convient de ne faire des expériences qu'en petit comité, entre personnes sympathiques et hors de la présence des opposants quand même. Essayer de convaincre de pareilles gens est peine perdue. D'ailleurs, à quoi bon? Si le phénomène est réel, qu'importe qu'il soit nié par quelques aveugles volontaires? Que chacun cherche donc à se convaincre lui-même, mais non à convaincre les autres, surtout ceux qui ne veulent pas être convaincus, et qui ont un parti pris d'opposition.

Pour que le phénomène de la danse des tables prenne définitivement sa place dans l'ordre des faits scientifiques, il est indispensable que, grâce à une disposition mécanique quelconque, on arrive à rendre ce phénomène sensible à tout le monde, et que toute supercherie volontaire ou involontaire soit non-seulement éloignée, mais rendue physiquement impossible. C'est à ce titre que nous reproduisons la pratique allemande ci-après :

Prenez une petite table ronde de bois blanc, dont le pied peut être un disque; fixez-y, au moyen de petits trous, au nombre de trois ou davantage, pratiqués dans le bord, un nombre égal de fils de cuivre très-flexibles, de deux ou trois pieds de long. Placez autour de cette table, selon sa dimension, de quatre à huit personnes; qu'elles forment la chaîne et qu'elles tiennent en même temps, à égale distance, les extrémités des fils de cuivre. Peu de temps après, on sentira se développer, au point de contact, l'effet de l'électro-magnétisme animal, et bientôt la table craquera, vacillera et se mettra à tourner avec rapidité. En augmentant le nombre des fils de cuivre et des personnes, on peut aussi augmenter la dimension de la table.

Certains expérimentateurs mettent dans leurs poches plusieurs pièces de 5 francs, trente ou quarante, pour obtenir une rotation plus prompte et plus rapide que lorsqu'ils n'ont point ce métal sur eux.

D'autres placent sur la table une fiole contenant une ou deux livres de mercure, pour que la rotation se décide aussitôt avec une grande intensité. La fiole une fois retirée, le mouvement se ralentit sensiblement.

Voici une petite expérience zoo-magnétique qui se fait avec succès :

Une personne pose sa main ouverte et à plat sur une table ou un meuble quelconque, à environ 12 ou 15 centimètres du bord, de telle sorte que le milieu de l'avant-bras appuie sur le bord de la table. Dans cette position, la main porte parfaitement sans contraction et sans effort. L'opérateur se place à côté de la personne qui se soumet à l'expérimentation, et pose sur l'articulation de son poignet trois de ses doigts : l'index, le médium et l'annulaire, en ayant la ferme volonté que les doigts de la main, posée sur la table, se lèvent successivement, et la main elle-même ensuite tout entière.

Après une attente plus ou moins longue, de deux à huit minutes, un fourmillement, une trépidation, une vibration quelconque se produisent dans les doigts de l'expérimenté. L'index, le premier, commence à se détacher petit à petit de la table, et à se lever par un mouvement continu, quoique insensible à l'œil. Le médium le suit, puis l'annulaire et le petit doigt, et, en dernier lieu, le pouce. Enfin, la main elle-même suit le mouvement général, et finit par se placer dans une situation presque verticale. Il suffit, pour cela, que la main sur laquelle on expérimente soit parfaitement inerte, et que, sans se prêter aucunement au mouvement qu'on peut lui imprimer, elle n'y oppose pas une résistance violente et obstinée.

On fait aussi tourner les personnes, et voici le procédé qu'on emploie :

La personne sur laquelle on expérimente est debout sur un parquet ou sur un tapis ; deux expérimentateurs, l'un à droite, l'autre à gauche, appuient légèrement leurs mains devant et derrière la personne soumise à l'expérience, de manière à ce qu'elles se rencontrent et se touchent par leurs extrémités vers les régions du sternum et de la colonne vertébrale. Après quelques instants, l'effet a lieu.

De tous les moyens où l'on emploie la matière pour interroger les esprits, le plus complet est celui de l'écriture. Voici comment M. Paul Louisy, qui a étendu le champ des révélations médianimiques, a appliqué ce procédé :

J'ai d'abord fait, dit-il, d'inutiles essais avec une table légère, une coupe, un coffret ; je croyais que, pour réussir, il était nécessaire que l'objet eût tourné. L'idée me vint — idée suggérée par mes hôtes célestes, je n'en doute pas — d'attacher solidement un crayon entre les feuilles d'un livre de format exigu et facile à manier, en inclinant la pointe de haut en bas ; puis de former la chaîne avec ma compagne d'expériences, c'est-à-dire de superposer nos deux mains sur le livre, et, quand le papier fut maintenu sous le crayon, d'appeler, pour me répondre, un des esprits qui m'environnaient. Je choisis celui de l'Amour, un des meilleurs entre les bons. Au bout de quelques instants le livre s'agitait, non pour tourner, mais pour écrire ; le crayon, tenu par une main invisible, se levait et s'abaissait lentement, traçant d'informes, d'illisibles caractères, qui, peu à peu, devinrent plus fermes et plus distincts.

Il y eut, en débutant, une espèce d'apprentissage qui recommença pour chaque nouvel esprit que j'appelai. Les lignes n'étaient rien moins que droites, les lettres s'entremêlaient, les accents manquaient, et la ponctuation était inconnue. Mais il faut un commencement à tout.

Malgré les irrégularités de l'écriture, le procédé me réussit pleinement, et, dès le premier jour, j'obtins une page entière. Il y avait en tête ce conseil, le premier qui me soit venu d'en haut : « Fais le plus de bien que tu pourras et prie Dieu ! » C'était l'Amour qui le donnait. La Chasteté, autre esprit récompensé, avait ajouté celui-ci : « Aime et crois, c'est toute la loi divine. »

L'expérience de l'écriture — que l'on adapte le crayon à un livre, à une corbeille ou à tout autre objet de peu de volume, ou, si on le préfère, qu'on applique la chaîne au crayon même, sans soutien — l'expérience de l'écriture, dis-je, est la plus décisive de toutes jusqu'à présent.

Il faut de la légèreté dans l'apposition de la main, une complète neutralité, et de la sincérité de part et d'autre. La main n'est pas posée sur l'objet pour le faire écrire, pour le guider, l'arrêter, l'entraîner, lui aider en rien ; elle doit être inerte, morte, comme on dit, et se confier à l'Esprit, qui saura la conduire sur le papier aussi bien qu'elle pourrait faire sous l'action de la volonté humaine.

M. Petrus Baragnon, de Toulouse, a inventé un appareil d'expérimentation qu'il décrit ainsi :

— Mon instrument se compose d'une pièce de noyer taillée perpendiculairement à l'axe de l'arbre, c'est-à-dire en sens opposé au fil du bois. Les couches ligneuses sont ainsi concentriques. L'épaisseur de cette tablette ronde est de 3 centimètres, et son diamètre de 50. Elle pèse environ 3 kilogrammes. Elle est sans vernis, polie au rabot, montée sur trois roulettes assez distantes faites en buis et en noyer; ces trois roulettes pivotent facilement dans le corps de la table.

J'ai fait établir de plus une planche massive, triangle équiangulaire au centre duquel est disposée en cercle une gorge d'acier où se placent et courent les roulettes mobiles. Aux trois coins du triangle s'élèvent des portants de bois qui soutiennent un petit balustre circulaire placé à hauteur d'appui, pour reposer les poignets durant l'expérience. Cette rampe est mobile.

Le tout se pose sur une table quelconque, autour de laquelle on s'assied.

Voici maintenant les résultats réalisés par l'expérimentateur à l'aide de cet appareil :

1° La rotation se produit quand les petits doigts sont indifféremment superposés, sans le contact des pouces, sous les doigts placés sur la table. Elle résiste ainsi à la pression la plus forte. Un poids de 60 kilog. posé sur la table l'arrêtera un moment, mais elle reprendra sa course avec la même vitesse.

2° La rotation se produit quand les petits doigts sont indifféremment superposés, et tout le reste de la main fermé sans contact avec le plateau. Même résultat par le contact seul des index.

3° La rotation s'accélère quand les mains sont placées sur le disque dos à dos, en lame de couteau, les doigts unis, dirigés vers le centre.

4° La rotation se produit quand chaque personne est armée d'un conducteur de bois de 50 centimètres, croisé en contact sur la table avec ceux du voisin.

5° La rotation se produit encore quand chacun a un petit doigt seulement en contact avec la table et l'autre placé sur le petit doigt du voisin, vers la deuxième phalange.

6° La rotation se produit enfin quand chaque personne n'a que l'index sur le bord du cercle de bois et l'autre main sur l'épaule de son voisin.

7° Tous les expérimentateurs se donnent la main ; les deux extrêmes placent leurs doigts opposés sur le bord du disque, et il tourne par petites secousses qu'on peut évaluer à trente degrés chacune.

VI

ZOO-MAGNÉTOSCOPE.

Le zoo-magnétoscope est une invention aussi simple qu'ingénieuse, due à M. Weir de Strasbourg, destinée à rendre sensible et visible le fluide humain et sa polarisation, ainsi qu'à servir d'intermédiaire entre le magnétisme et la science positive. Nous en donnons la description aussi exacte que possible, afin que chacun de nos lecteurs puisse construire lui-même son zoo-magnétoscope et s'expérimenter à souhait.

Prenez un bouchon de liége; plantez-y une aiguille ordinaire à coudre, non par la pointe, mais par le chas, la pointe devant rester en l'air pour supporter comme pivot le zoo-magnétoscope. Cela fait, ayez un morceau de papier végétal, et coupez-en avec des ciseaux fins une bande d'environ 4 centimètres de long sur 2 millimètres de large. Vous plierez cette bande en deux pour en rogner exactement les deux bouts, puis vous la rouvrirez. Le pli que vous aurez fait laissera au milieu une marque, et fera faire à la bande un angle à peu près droit. Vous poserez délicatement le papier ainsi à demi plié sur la pointede l'aiguille sur laquelle il portera à l'endroit du pli et s'y tiendra en équilibre, les deux branches se trouvant d'égale longueur.

Ainsi monté, le zoo-magnétoscope est complet et prêt à fonctionner.

Passons maintenant à l'expérimentation. Vous approchez de l'appareil l'une de vos mains, et vous l'arrondissez autour du zoo-magnétoscope, comme vous feriez pour une bougie que vous voudriez préserver du vent. Au bout de quelques secondes, la bande de papier se met à tourner avec plus de rapidité, selon que votre main émet plus ou moins de fluide. Vous observerez — et ceci est le plus important — que si c'est la main droite qui agit, le papier tournera de gauche à droite, et si c'est la main gauche, il ira de droite à gauche. On peut répéter, en les alternant, les deux expériences; elles réussiront toujours de la même manière.

Le papier bleu de tournesol, employé à la place du papier végétal, a donné des résultats absolument identiques.

Ce petit appareil, qui joint à la plus extrême simplicité la plus délicate sensibilité, est à la fois zoo-magnétoscope et zoo-magnétomètre, car il indique tout ensemble la présence du fluide zoo-magnétique, la direction de ses courants et l'intensité de ces courants.

VII

FAITS ET EXPÉRIENCES.

Nous réunissons ici des faits et des expériences revêtus d'un caractère suffisant d'authenticité, appartenant au domaine de ces sciences que la bibliographie classe sous la vague dénomination de sciences incertaines, dans l'impossibilité où elle est de les désigner avec plus de précision.

Les manifestations d'une force, sinon nouvelle, du moins encore indéfinie, inhérente à l'homme, qui se produisent d'une manière aussi universelle qu'incontestable, en France par le tournoiement des tables, aux Etats-Unis par des coups ou décharges électriques, en Allemagne par une lumière diversicolore qui apparaît spontanément sur tous les objets animés, et même sur les plantes et les minéraux plongés dans une obscurité absolue, tous ces faits demandent à être étudiés et interprétés par la science. Mais auparavant, il importe qu'ils soient constatés.

Nous allons d'abord rapporter des faits qui se sont passés en Normandie, tels qu'ils résultent d'une instruction volumineuse existant au greffe de la justice de paix d'Yerville.

Vers les premiers jours du mois de mars 1849, M. Finelle, curé de Cideville, rencontre chez un de ses paroissiens malades un individu nommé G...,auquel tout le pays accordait depuis longtemps une réputation de guérisseur et de sorcier. Le curé adressa au sorcier une verte réprimande et le fit renvoyer. De son côté, la justice mit la main sur G..., qui en eut pour une année ou deux de prison.

G... promit de se venger du curé à qui, à tort ou à raison, il attribuait ses démêlés avec la justice, et il choisit pour exécuteur de ses vengeances le berger Florel, son disciple et son ami.

Deux enfants étaient élevés au presbytère de Cideville ; l'un avait douze ans et se nommait Gustave Lemonnier ; l'autre, nommé Clément Bunel, avait quatorze ans. L'éducation de ces enfants était pour le curé à la fois une occupation agréable et un moyen de bien-être. C'est dans la personne de l'un de ces enfants que, selon l'opinion générale des témoins, le sorcier a frappé le curé.

Un jour de vente publique, le jeune Gustave est accosté par le berger, et peu d'heures après les événements commencent.

Tout aussitôt après la rentrée de cet enfant, une espèce de trombe vient s'abattre sur le presbytère, puis, à la suite de cette bourrasque, des coups semblables à des coups de marteau ne cessent de se faire entendre dans toutes les parties de la maison, qui paraît vouloir tomber en ruine.

Ces coups prennent une telle extension, que l'on peut les entendre à 2 kilomètres de distance, et qu'une grande partie des habitants de Cideville, cent cinquante personnes, dit-on, se rendent au presbytère, l'entourent pendant de longues heures, et l'explorent en tous sens sans pouvoir en découvrir la cause.

Pendant que ces bruits mystérieux poursuivent leur incessant concert et reproduisent en cadence le *rhythme exact* de tous les airs *qu'on leur demande*, les carreaux se brisent en tous sens, les objets s'agitent, les tables *se culbutent ou se promènent*, les couteaux, les brosses, les bréviaires s'envolent par une fenêtre et rentrent par la fenêtre opposée ; les pelles, les pincettes quittent le foyer et s'avancent seules dans le salon. Des marteaux volent en l'air et retombent sur le plancher avec la légèreté qu'une main d'enfant pourrait imprimer à une plume ; d'énormes pupitres s'entre-choquent et se brisent ; bien plus, un d'entre eux, chargé de livres, arrive violemment et horizontalement jusqu'au front d'un témoin, et là, sans le toucher, et contrairement à toutes les lois connues de la gravitation, tombe perpendiculairement à ses pieds.

Un autre témoin, propriétaire à quatorze lieues de distance, se transporte à l'improviste au presbytère de Cideville, et s'installe dans la chambre des enfants. Il interroge le bruit mystérieux, le fait battre à tous les coins de l'appartement, pose avec lui les conditions d'un dialogue : un coup, par exemple, voudra dire oui, deux coups non, puis le nombre de coups signifiera le nombre de lettres, etc. Cela convenu, le témoin fait battre toutes celles qui composent ses nom, prénoms et ceux de ses enfants, son âge et le leur, par ans, mois, jours, le nom de sa commune, etc.;

tout s'exécute avec une justesse irréprochable.

Un prêtre, un vicaire de Saint-Roch, M. l'abbé L..., se trouvant par hasard de passage à Yvetot, se transporta à Cideville et interrogea le frappeur mystérieux. On lui dit l'âge et les prénoms de sa mère, de son père, mais il les a oubliés ou ne les a jamais connus. N'importe, il en prend note exacte, et, de retour à Paris, il court à la mairie, consulte les registres de l'état civil, et trouve entre eux et les révélations de Cideville une conformité littérale.

Quant à l'état de l'enfant, objet de cette obsession, il offre des symptômes extrêmement remarquables. C'est un envahissement de tout le système nerveux; un poids insolite pèse sur ses épaules et comprime sa poitrine. De plus, cet enfant voit toujours derrière lui l'ombre d'un homme en blouse qu'il dit ne pas connaître, jusqu'a jour où, confronté avec Thorel, il s'écrie : *Voilà l'homme !*

Un jour, cet enfant accuse une hallucination bien singulière. Il dit voir une main noire descendre de la che i inée, et s'écrie qu'elle lui donne un soufflet. Cette main, nul ne la voit, mais on entend le bruit du soufflet, et on voit la joue devenir et rester longtemps rouge. Dans sa naïveté, l'enfant s'élance dehors, espérant voir cette main sortir par le haut de la cheminée.

Un soir, le curé de Cideville et quelques-uns de ses confrères conféraient sur le moyen à employer pour débarrasser cet enfant. Un des prêtres dit se rappeler avoir lu dans un vieux bouquin sur la matière, que les esprits redoutaient les pointes de fer. Au risque de glisser un peu dans la superstition, nos braves ecclésiastiques se munissent de pointes de fer et se mettent à s'escrimer à qui mieux dans le vide, partout où le bruit se fait entendre. Au bout de quelque temps de cet exercice, une botte qui paraît avoir porté fait jaillir une flamme suivie d'une fumée tellement épaisse, qu'il fallut ouvrir les fenêtres sous peine d'asphyxie.

On recommence : un gémissement se fait entendre, puis des cris inarticulés, au milieu desquels on distingue le mot *pardon*.

— Pardon! répondent les ecclésiastiques, nous te pardonnerons et nous prierons Dieu qu'il te pardonne aussi; mais à la condition que tu viendras toi-même demander pardon à cet enfant.

— Nous pardonnes-tu à tous?

— Vous êtes donc plusieurs?

— Nous sommes cinq, y compris le berger.

— Nous pardonnons à tous.

Alors tout rentra dans le silence au presbytère.

Le lendemain dans l'après-midi, on frappe à la porte du presbytère; elle s'ouvre et Thorel se présente; son attitude est humble, son langage est embarrassé, et il cherche à cacher avec son chapeau des écorchures toutes saignantes qui couvrent son visage; l'enfant l'aperçoit et s'écrie :

— Voilà l'homme qui me poursuit depuis quinze jours.

— Que voulez-vous, Thorel? lui dit le curé.

— Je viens... je viens de la part de mon maître chercher le petit orgue que vous avez ici.

— Non, Thorel, non, on n'a pas pu vous donner cet ordre-là; encore une fois, ce n'est pas pour cela que vous venez ici; que voulez-vous? Mais auparavant, d'où vous viennent ces blessures, qui donc vous les a faites?

— Cela ne vous regarde pas, je ne veux pas le dire.

— Dites donc ce que vous voulez faire; soyez franc, dites que vous venez demander pardon à cet enfant; faites-le donc et mettez-vous à genoux.

— Eh bien! pardon, dit Thorel en tombant à genoux.

Et tout en demandant ce pardon, il se traine et cherche à saisir l'enfant par la blouse.

Il y parvient, et les témoins constatent qu'à partir de ce moment les souffrances de l'enfant et les bruits mystérieux redoublent au presbytère de Cideville. Toutefois, M. le curé engage Thorel à se rendre à la mairie; il s'y trouve, et là, devant témoins, sans que personne lui dise de le faire, il tombe à genoux trois fois et demande encore pardon.

— De quoi me demandez-vous pardon? lui dit le curé; expliquez-vous.

Et Thorel de continuer. Mais tout en demandant pardon, il fait comme au presbytère, il se traine sur les genoux et cherche à toucher le curé comme il avait fait à l'enfant.

— Ne me touchez pas! s'écrie le prêtre; au nom du ciel, ne me touchez pas, ou je frappe.

Vaine menace! Thorel avance, avance toujours, jusqu'à ce que le curé, acculé dans un angle de la pièce, se voit forcé, pour sa légitime défense, de lui asséner trois coups de canne sur le bras.

Ce sont ces trois coups de canne qui ont été la cause du procès qui s'est déroulé devant la justice de paix d'Yerville, et où tous les faits que nous venons d'indiquer sommairement ont été constatés dans leurs moindres circonstances par de nombreux témoins qui n'ont jamais varié. M. le juge de paix d'Yerville, après avoir entendu les témoins dans leurs dépositions et les parties dans leurs moyens respectifs, rendit, le 4 février 1851, un jugement définitif par lequel Thorel était débouté de sa demande en 1,200 fr. de dommages-intérêts pour les coups de canne du curé, et condamné à tous les dépens.

Telle a été la fin juridique de cette affaire singulière. Quant à l'issue matérielle, nous dirons que ces faits, et mille autres semblables qui se sont produits journellement, et sans interruption, depuis le 26 novembre 1850 jusqu'au 15 février 1851, ne cessèrent que lorsque, par l'ordre de Mgr l'archevêque de Rouen, les deux enfants eurent été éloignés du presbytère et confiés à un autre ecclésiastique, qui a continué à Rouen leur éducation.

M. Agénor de Gasparin a adressé au *Journal de Genève* une lettre curieuse sur les tables tournantes. Nous en donnons un extrait; on y trouvera des expériences dont l'exactitude a pour garant la signature d'un homme très-sérieux:

Nous avons pris une table de frêne dont le plateau a 80 centimètres de diamètre. Il est monté sur une lourde colonne du même bois, qui se termine par trois pieds distants entre eux de 55 centimètres.

Les personnes qui ont pris part à l'expérience sont deux savants botanistes, MM. Muret et Reuter; M. le pasteur Taschet, M. Boissier, plusieurs domestiques, trois enfants de onze à quinze ans, ma femme et moi.

La table a eu beaucoup de peine à se mettre en mouvement. Ce n'est qu'au bout d'une heure qu'elle a commencé à tourner. Le mouvement, très-contrarié d'ailleurs par les inégalités du parquet, a fini cependant par s'opérer dans les deux sens opposés, selon notre volonté. Cette volonté suffisait aussi pour l'arrêter brusquement.

Je n'insiste d'ailleurs pas sur ce point. Le phénomène de la rotation, s'il était seul, ne me paraîtrait pas entièrement concluant. Je suis défiant, quoique je ne sois pas académicien, et j'admets qu'il est possible (à la rigueur) qu'une impulsion mécanique soit volontairement imprimée.

Mais la rotation ne sert qu'à préparer d'autres phénomènes, dont il est impossible de demander l'explication à une action musculaire quelconque.

Chacun de nous, à son tour, a adressé à la table des ordres auxquels elle a ponctuellement obéi, et je réussirais difficilement à vous peindre le caractère étrange de ces mouvements, de ces coups frappés avec une netteté, une solennité qui nous épouvantaient presque.

— Frappe trois coups, frappe dix coups. Frappe avec ton pied gauche, avec ton pied droit, avec le pied du milieu. Lève-toi sur deux de tes pieds, sur un seul de tes pieds; tiens-toi debout, résiste à l'effort de ceux qui, placés du côté où tu te lèves, cherchent à te ramener à terre.

Après chaque commandement, la table obéissait. Elle opérait des mouvements qu'aucune complicité involontaire ou volontaire n'aurait pu provoquer, car nous aurions vainement tenté ensuite de l'amener et de la maintenir par une pression des mains dans la situation qu'elle prenait sur un seul pied, résistant d'une manière incontestable aux efforts destinés à la faire redescendre.

Chacun de nous a donné des ordres avec un égal succès. Les enfants se sont fait obéir comme les grandes personnes.

Il y a plus : on est convenu que celui qui commanderait ne prononcerait pas à haute voix le nombre des coups, mais se contenterait de les penser, après les avoir communiqués à l'oreille de son voisin. Eh bien! la table a obéi. Il n'y a jamais eu la moindre erreur.

Chacun a ordonné à la table de frapper autant de coups qu'il avait d'années, et la table a indiqué notre âge tel qu'il était dans notre esprit, se hâtant même de la manière la plus comique lorsque le nombre des coups à frapper était un peu considérable. Je dois avouer, à ma honte, que j'ai été repris par elle, car ayant involontairement diminué mon âge, la table a frappé quarante-trois coups au lieu de quarante-deux, parce que ma femme, ayant meilleure mémoire, avait pensé au chiffre véritable.

Enfin, après avoir continué pendant plus d'une

heure ces expériences, auxquelles les voisins et les valets de ferme sont venus prendre part, j'ai senti qu'il était temps d'y mettre un terme. J'ai ordonné à la table de se dresser, de se dresser encore, et de se renverser de mon côté ; ce qu'elle a fait.

Au mois de mai 1853 a été publiée une intéressante lettre du docteur Achille Chéreau, dont nous extrayons ce qui suit :

« J'avais réuni quelques amis. Nous prîmes pour objet de nos expériences une très-petite table ronde en bois léger, à trois pieds, un de ces guéridons en miniature que l'on vend dans les rues au prix de vingt-neuf sous. Deux personnes appliquèrent leurs mains sur la surface de ce meuble, en effleurant à peine le bois, le petit doigt du côté droit touchant par sa face palmaire la face dorsale du petit doigt de son partner, et ainsi de suite.

« Au bout de huit minutes, la table éprouva comme une espèce de frémissement moléculaire ; on aurait dit que sa tablette, poussée par un mouvement irrésistible, *eût voulu* tourner sur son axe perpendiculaire, et qu'elle eût été arrêtée par les pieds arc-boutés vigoureusement sur le parquet. Ces mouvements vibratoires durèrent deux minutes, accompagnés de craquements sourds, et furent suivis d'une rotation lente d'abord, mais qui acquit une puissance incroyable. Le meuble parcourut rapidement toute l'étendue de la chambre ; ses pieds étaient parfois arrêtés par les inégalités du parquet, mais ils surmontaient l'obstacle et la table reprenait sa course. Les expérimentateurs étaient entraînés et avaient une peine infinie à suivre le mouvement.

« Nous tentâmes plusieurs épreuves qu'il est bon de rapporter.

« 1° Un changement de position des quatre petits doigts changeait immédiatement le mouvement circulaire, qui, de gauche à droite, par exemple, se faisait alors de droite à gauche ;

« 2° Une pièce d'or de 20 francs, interposée entre les petits doigts, de manière à ce que ceux-ci ne se touchassent plus immédiatement, ne modifia en rien le mouvement ni en intensité, ni en direction ;

« 3° Un disque en verre mis à la place de la pièce d'or ne fit que ralentir un peu la rotation ;

« 4° Les deux expérimentateurs ne se touchèrent plus par les petits doigts; seulement leurs mains ne cessant pas d'effleurer la table, il saisirent avec leurs doigts chacun une extrémité d'une tige métallique — c'était du cuivre rouge — longue de 10 centimètres. La table, après s'être arrêtée par la cessation du contact des doigts, reprit sa marche ordinaire lorsque les mains eurent été ainsi mises en communication avec le corps conducteur ;

« 5° Un bâton de verre substitué à la tige métallique eut le même résultat ;

« 6° Les quatre petits doigts des deux expérimentateurs se touchant bout à bout par leur pulpe n'arrêtèrent nullement le mouvement;

« 7° Si les doigts étaient appliqués l'un sur l'autre comme à l'ordinaire, on détruisait le contact seulement d'un côté, le mouvement du meuble ne cessait pas, mais il devenait beaucoup plus lent;

« 8° La table appliquée par ses pieds sur un carreau de verre tourna comme à l'ordinaire; le même carreau mis sous les quatre mains des expérimentateurs ne modifia en rien le mouvement : carreau et table coururent dans la chambre;

« 9° Une main étrangère touchant légèrement un des expérimentateurs faisait instantanément tout cesser; le meuble, tout à l'heure plein de vie et d'action, tombait comme mort. »

Tout ce qui tend à éloigner jusqu'à l'apparence de supercherie aux manifestations des tables mérite l'approbation des sincères amis de la vérité qui veulent résolûment que la lumière se fasse. Aussi, ne saurions-nous trop approuver les précautions prises par un M. J. Lefèvre, de Saint-Étienne, dans des expériences qu'il a décrites :

« Quelques personnes peu convaincues prétendaient qu'au moyen d'une légère pression sur la tablette du guéridon j'obtenais facilement ce résultat de faire lever ou baisser un des côtés de la table, et, par suite, d'imprimer l'impulsion que je désirais. Ma loyauté étant évidemment attaquée par une semblable supposition, et mon argumentation ne convertissant pas mes contradicteurs, je renouvelai l'expérience en choisissant deux personnes de mon âge, et dont le pouls battait à peu près le même nombre de pulsations que le mien.

« Je les ai fait préalablement se débarrasser, à mon exemple, de tous les objets d'or, d'argent et de métal quelconque susceptibles de neutraliser l'action magnétique. Nous avons introduit les doigts servant à l'opération dans de petits cônes de papier, et nous avons formé la chaîne en appuyant sur le guéridon les extrémités de ces petits cornets. Le silence le plus complet nous a rendu facile l'opération ; l'énergie de notre volonté a fait le reste.

« Au bout de quarante-trois minutes, de légers craquements se font entendre ; de faibles oscillations se manifestent, et, après deux minutes quinze secondes d'hésitation, la rotation se produit de gauche à droite, d'abord lente, puis accélérée, à notre commandement.

« La longueur de l'opération nous avait rompu les bras, peut-être aussi l'influence du dégagement magnétique. Il a fallu suspendre l'expérience. L'un des trois opérateurs s'est tenu en rapport avec le guéridon, pendant que les deux autres se reposaient. Après quelques instants, nous avons rétabli la chaîne, et, presque aussitôt la table a repris le cours de ses évolutions. Elle tendait visiblement à se diriger vers le nord.

« Un des spectateurs, que je priai de faire lui-même des injonctions, lui ordonna d'aller de droite à gauche, de se lever sur ses deux pieds, puis sur un ; et, docile à ces ordres, elle exécuta tout avec une rare précision, à la grande surprise des assistants.

« Comme les trois opérateurs étaient musiciens, nous avons chanté sur un rhythme très-lent, et presque instantanément la table, en élevant deux de ses pieds, a marqué la mesure du morceau que nous chantions. Ayant précipité le mouvement, la table a continué de le suivre avec la même docilité. »

Nous avons été témoins de ce que nous allons raconter, en compagnie d'une vingtaine de personnes sérieuses réunies, comme nous, pour expérimenter avec bonne foi et observer avec un calme imperturbable.

Plusieurs tables ont été mises en mouvement. Autour d'une d'elles étaient cinq expérimentateurs faisant la chaîne à la manière ordinaire, c'est-à-dire les mains appuyées à plat sur la table et le petit doigt de la main droite sur le petit doigt de la main gauche voisine.

Lorsque la table s'est trouvée saturée, elle a commencé à tourner de gauche à droite. Au bout de quelques minutes, on a interverti le placement des doigts, en mettant les petits doigts gauches sur les droits. Dès lors, la table a tourné de droite à gauche. Quand ce mouvement a été bien régularisé, l'un des membres de la chaîne a ordonné à la table de reprendre la rotation primitive de gauche à droite, et sans que le placement des doigts fût changé, la table a obéi à cet ordre. D'où l'on doit conclure que le mouvement de la table dépend de la volonté des opérateurs, sans égard au placement des doigts dans la chaîne.

Sur une autre table, l'expérience a été plus concluante, puisque la rotation a été obtenue par la simple imposition des mains, sans formation de chaîne.

Puis, nous avons constaté quelque chose de plus extraordinaire.

Un guéridon était actionné par trois personnes, dans la salle à manger contiguë au salon, mais dans laquelle il n'y a pas de pendule. Toute la société était réunie autour de cette table, à laquelle on a demandé de marquer par des coups l'heure de la pendule du salon. Elle a frappé neuf coups bien distincts. On a demandé, aussitôt après, le nombre des minutes. Alors le maître de la maison a passé dans le salon. La table a frappé neuf coups; ce qui s'est trouvé parfaitement exact.

Dans un salon d'Helsingör, en Danemark, on faisait la chaîne magnétique autour d'une table. Une jeune dame, participant à cette chaîne, se plaignit d'un violent mal à la tête après quelques mouvements très-rapides de la table. Deux autres jeunes personnes, également dans la chaîne, posèrent leurs mains sur la tête de la dame souffrante; aussitôt elle s'endormit si profondément, que toutes les tentatives que l'on fit pour la réveiller échouèrent. Cette dame entrant même en somnambulisme lucide, se mit à répéter toutes les questions qu'on lui adressa, et y répondit. Elle signala la présence et l'état d'un individu qui lui était complétement inconnu. Après qu'on lui eût fait prendre quelques gouttes de vinaigre, selon son ordonnance, elle se réveilla tout à coup sans avoir le moindre souvenir de ce qui s'était passé pendant son sommeil, qui avait duré une demiheure.

Le *Courrier de la Drôme et de l'Ardèche* a publié, au mois de mai 1853, une lettre qui lui était adressée par M. Gauthier, dans laquelle se trouvent consignées des expériences qui ont offert les particularités suivantes :

« Nous avons mis notre table en mouvement, de droite à gauche, en avant, en arrière, et puis tout à coup j'ai ôté mes mains de dessus la table, interrompant seul la chaîne, tenant les mains seulement à trois doigts de distance, et, de là, de la voix et du geste, je l'ai repoussée avec force et l'ai rappelée aussi vite à moi.

« Me remettant ensuite à la chaîne, j'ai dit à deux personnes de notre société (MM. Eugène Clairefond et Elie Duc, de Chapey) de l'appeler à eux ; elle leur a obéi à droite, à gauche, en avant, en arrière. Pendant que ces mouvements s'exécutaient, j'ai de nouveau rompu la chaîne, et livrant combat à ceux qui appelaient la table en même temps que moi, je les ai vaincus. La table n'agissait plus qu'à mon seul commandement, bien que je fusse toujours placé à quelques doigts de distance d'elle.

« J'ai fait ces expériences trois fois : la première en présence de huit personnes autour de la table :

et les deux autres en présence de vingt à vingt-cinq spectateurs. »

Des milliers de témoignages prouvent que des questions posées aux tables obtiennent des solutions inconnues aux interrogateurs, et dont, vérification faite, la parfaite exactitude est reconnue.

Une table interrogée sur le nombre de pièces de monnaie qu'avait dans sa poche une personne placée en dehors de la chaîne magnétique, a répondu par treize coups. La personne ouvre son porte-monnaie et y trouve quatre sous, trois pièces de 5 fr., trois pièces de 50 c., une pièce de 10 fr., et une de 20 fr., en tout douze pièces. On ordonne à la table de rectifier ce que son indication a d'erroné : elle reste immobile. Alors on recommence la vérification, et on prie le propriétaire du porte-monnaie d'ouvrir un compartiment qui était resté fermé; à quoi celui-ci répond que c'était inutile, attendu qu'il était certain que cette poche ne renfermait qu'un billet de cent francs. Cette pièce de monnaie *de papier*, à laquelle personne ne songeait, répondait au treizième coup que la table avait frappé d'abord et qu'elle s'était obstinée à ne pas rectifier.

On lit dans une livraison du *Journal du Magnétisme,* de juin 1853 :

« Chez un ami (M. Louis Lacombe, compositeur et

pianiste connu), nous avons, à quatre, répété avec un succès complet les expériences du guéridon. Un meuble semblable s'est mis en mouvement après vingt-deux minutes d'imposition manuelle. Nous lui avons fait décrire, par commandement à haute voix, toutes les évolutions possibles; il a obéi de même à ma simple volonté mentale. M. L*** me demanda de faire répondre à une pensée, sur laquelle il refusait toute explication.

« J'ordonnai, et cinquante-deux coups furent comptés par les dames, tandis que j'encourageais de vive voix notre somnambule à trois pieds. M. L*** alla compter les touches de son piano, car telle avait été sa pensée; cette fois le guéridon s'était trompé de deux coups : il n'y avait que cinquante touches. Mais ceci est une question secondaire, ou, pour mieux dire, réservée; il s'agit, avant tout, de constater l'action du meuble et sa spontanéité. L'intelligence apparente qui s'y manifeste est-elle ou non une transmission de pensée, la réflexion de notre propre intelligence? C'est ce qu'on saura plus tard.

« Soit fatigue, soit surexcitation magnétique d'une nature très-impressionnable, Mme L*** faillit se trouver mal, elle avait des nausées et le système nerveux dans une grande exaltation. Se redressant tout à coup sur le sofa, où elle venait de prendre un peu de repos : « Je me sens dans un état extraordinaire, s'écria-t-elle, dans un état de magnétiser le premier venu! Voyons si je ferai à moi seule marcher la table! »

« A ces mots, attirant à elle le guéridon et appuyant légèrement contre le rebord les faces palmaires en opposition à peu près diamétrale ou polaire : « Je le sens se mouvoir, » dit-elle. Et en effet, à l'instant même, le petit meuble partit et parvint, non sans peine, il est vrai, mais d'une manière vraiment curieuse, à se dégager du tapis, dans les plis duquel ses pieds à chaque instant s'accrochaient, tandis que nous étions à retirer, tant bien que mal, et à jeter de côté le malencontreux tapis.

« Une fois libre, le guéridon se mit à exécuter les évolutions les plus extraordinaires sur le parquet, se dirigeant, par trémoussements, glissades et soubresauts pour ainsi dire nerveux, d'abord dans la direction du nord, puis par une longue et rapide diagonale vers le sud, et, revenant sur lui-même, il se mit à décrire en tous sens des méandres, des losanges, des triangles, trapèzes et autres figures, entraînant dans ses mouvements Mme L***, haletante, qui ne voulait pas quitter prise, et ne pensait pas à diriger ou à arrêter le meuble par un acte de sa volonté.

« Nous la suivions, roulant après elle un fauteuil pour la faire asseoir; mais elle ne le pouvait, les évolutions changeant trop souvent et trop brusquement de direction, et elle dut, de guerre lasse, abandonner la partie.

« M. L***, à son tour, voulut, seul, essayer sa puissance, mais ne put animer le meuble. Mme L***, après quelques moments de repos, vint joindre son action à celle de son mari (toujours touchant légèrement, l'un et l'autre, de la face palmaire le rebord du meuble), et aussitôt le guéridon partit. Alors l'idée me vint de le soumettre à des essais de volition attractive et répulsive, *sans contact*, au moyen des mouvements usuels dans ces sortes d'expériences sur les sujets magnétisés ou sensibles au magnétisme.

« Je traçai rapidement à distance, c'est-à-dire *sans le toucher*, au-dessus du guéridon, une diagonale en guise de passe magnétique (précaution superflue peut-être pour me mettre en rapport avec le meuble); je lui présentai, toujours à distance, le bout des doigts et tirai à moi. Le guéridon suivit, tantôt en glissant, tantôt par soubresauts, selon le poli ou les aspérités du parquet, dans la direction de ma main; je lui présentai la paume de la main dans l'intention de l'arrêter, et il s'arrêta tout court. Par un petit mouvement brusque, je portai la main en avant, et il recula; je poursuivis ce même geste en avant, et le mouvement de recul continua, et toujours en raison de l'intensité du geste accompagné de volition.

« Enfin, moi avançant toujours, mais toujours à distance, bien entendu, le meuble recule tant et si bien que, ma main se soulevant, il se souleva de même du côté où elle se présentait, semblable à un cheval se cabrant à la vue d'un objet redouté, et, par un dernier mouvement brusque de ma main dans l'air, fut renversé du côté opposé.

« Dans tout ceci, il n'y a pas eu illusion possible; l'expérience a duré trop long-temps, elle a été par nous trois saisie et observée avec une attention trop soutenue, et, du côté de M. L*** comme du mien, avec un calme trop parfait, ce qui se conçoit, puisque notre but était de nous fixer, une fois pour toutes, sur la réalité du phénomène.

pour que l'illusion ou l'erreur involontaire puisse être admise.

« Comment, d'ailleurs, mes expérimentateurs eussent-ils pu agir par pression involontaire dans le sens de ma pensée, qu'ils ne connaissaient pas, puisque, dès le début, je ne l'avais formulée que mentalement? Cette expérience a pour moi la valeur d'un fait acquis et dûment constaté. »

M. Tscherepanoff, savant Russe, qui a longtemps vécu dans les Indes-Orientales, répond des faits extrêmement curieux que nous allons relater :

« Les lamas, ou prêtres de la religion bouddhiste, qui est celle des Mongols et des Burètes russes, ainsi que les prêtres de l'ancienne Égypte, ne révèlent pas les mystères de la nature découverts par eux. Ils s'en servent pour entretenir les opinions superstitieuses de la multitude.

« Par exemple, le lama sait trouver des choses dérobées par des voleurs en suivant la table qui s'envole devant lui. Le propriétaire demande au lama de lui indiquer l'endroit où elle est cachée, et le lama ne manque jamais de faire attendre sa réponse pendant quelques jours.

« Dès qu'il est prêt à répondre, il s'assied par terre devant une petite table carrée, y pose ses mains en lisant dans un livre thibétain. Au bout d'une demi-heure, il se lève en ôtant aussi la main, de sorte qu'elle conserve la position qu'elle avait eue sur la table. Aussitôt celle-ci se lève en suivant la direction de la main. Le lama place sa main au-dessus de sa tête, et la table atteint au niveau de ses yeux. Alors le lama fait un mouvement en avant, et la table le suit. Le lama s'avance, et la table marche devant lui dans l'air avec une si rapide augmentation de vitesse que le lama a grande peine à la suivre. Enfin, la table parcourt des directions diverses et finit par tomber à terre. La direction principale choisie par elle indique le côté où il faut chercher la chose perdue.

« On affirme que la table tombe ordinairement juste sur l'endroit où les choses volées se trouvent cachées. Dans le cas où je fus témoin oculaire, la table s'envola à une distance d'environ 30 mètres, et la chose perdue ne fut pas trouvée tout de suite. Mais, dans la direction choisie par la table, il y avait la chaumière d'un paysan russe qui se suicida, ayant aperçu l'indication de la table. Ce suicide éveilla les soupçons ; on fit des recherches, et on trouva ce qu'on cherchait dans la chaumière.

« Cette expérience a eu lieu, en 1831, dans la province Transbaïque, près du village de Jelauy. Je me méfiais de mes yeux, j'étais convaincu que le lama levait la table à l'aide d'un fil de fer bien mince et à peine visible ; mais, en visitant rigoureusement la table, je ne trouvai rien, ni fil, ni aucun appareil quelconque ou instrument. La table était construite en planches minces de bois ordinaire et pesait environ une livre et demie. Maintenant j'ai la conviction que ce phénomène et celui des tables tournantes ont le même principe. »

Qu'on lise avec attention la lettre suivante adressée, le 8 mai 1853, par M. Louis Soehnee, de Wissembourg, à son frère, habitant Paris :

« Contre mon ordinaire, je me lève à cinq heures du matin pour t'adresser ces lignes qui, à neuf heures, seront dirigées sur Paris. Cette nuit, j'ai bien plus réfléchi que dormi, et je t'assure que l'on serait agité à moins après toutes les merveilles qui, hier soir, se sont opérées sous mes yeux. Il y avait chez M. Lutz séance en petit comité pour faire danser et parler les tables. Les farceurs qui, ici comme ailleurs, gâtent tout, en ont été éloignés.

« M. Lutz possède trois tables rondes d'une rare intelligence, une grande, une moyenne et une petite; elles sont montées sur trois pieds. Nous en plaçons une au milieu du salon : M. Lutz, le professeur Rheinwald, Mlle Lutz et Grandjean forment la chaîne. Nous disons à la table : « Il ne s'agit pas de galoper; tu resteras tranquille, car nous avons des questions à te faire.

« Je commence, et je dis :

« — Quel est mon âge ?

« La table lève un de ses pieds et frappe juste soixante-cinq coups.

« — Depuis combien de temps suis-je veuf?

« Treize coups répondent juste.

« — Combien ai-je de frères ?

« Quatre coups répondent.

« — Où résident-ils ?

« Je nomme une trentaine de villes, mais dès

que Paris fut prononcé, le pied de la table se lève et frappe.

« — Combien, dit le professeur Rheinwald, ai-je d'oiseaux en cage chez moi?

« Dix coups répondent juste.

« Quel est l'âge de M. l'abbé Paulus, notre curé, non ici présent ?

« Cinquante coups se font entendre.

« — Tu te trompes, il faut recommencer.

« Alors cinquante-huit coups frappent juste.

« — Quel est l'âge de M. Welty, le vicaire, non ici présent ?

« Trente-quatre ans.

« Bravo !

« La séance a duré plusieurs heures, et la chaîne a été souvent renouvelée. Vers la fin, la table ne répondant plus aux questions, je lui demandai :

« — Es-tu fatiguée ?

« Le pied se lève aussitôt et dit oui.

« Mais cinq minutes de repos suffisent à la table.

« — Maintenant, galope un peu !

« Nous sommes obéis.

« — Tourne sur un seul pied, sur deux, sur tous les trois !

« Idem.

« Je dis entre autres choses à la table :

« — Les messieurs que j'attends de Paris arriveront-ils ce soir ?

« — Non.

« — Combien sont-ils ?

« — Deux.

« C'était exact.

« Tous ces faits incroyables, je pourrais affirmer, par serment, en avoir été témoin. »

La lettre ci-après a été envoyée de Londres, le 20 mai 1853, par Robert Owen, le célèbre réformateur socialiste, à un de ses amis résidant à Paris, au sujet des manifestations spirituelles qui se produisent en Amérique et en Europe.

« En réponse à votre lettre du 12, réponse que j'ai différée pour vous satisfaire plus complétement sur les esprits invisibles, je vous déclare que je n'ai plus aucun doute sur la réalité de leur communication avec nous, à l'aide d'être sincères et fidèles à leur mission.

« Grâce à un de ces médiums, j'ai eu dix-sept ou dix-huit séances des plus convaincantes. Mes communications ont été directes avec ma défunte femme, mes deux filles, mon père, ma mère, mes deux frères et ma sœur. J'en ai eu deux avec le président Jefferson, une avec Benjamin Franklin, deux avec le duc de Kent, père de notre reine, d'autres avec des personnages qui n'ont pas eu de caractère public.

« Les réponses que j'ai tirées de ces esprits sont les suivantes :

« 1° Que l'objet des manifestations générales actuelles est de réformer la population de notre planète, de nous convaincre tous de la vérité d'une autre vie, de nous rendre tous sincèrement charitables, bienveillants et doux les uns pour les autres ;

« 2° Que le mouvement des tables sous des chaînes de mains est déterminé par des esprits morts ;

« Que les communications de ces esprits avec nous sont produites par l'électricité ;

« 4° Que les médiums sur la terre sont choisis par Dieu.

« Dans la dernière séance, j'ai demandé quelles étaient les qualités réputées les plus hautes et les meilleures dans le monde des Esprits. La réponse a été : La bienveillance et l'amour. »

Nous empruntons le récit suivant à un journal hebdomadaire publié à Brême sous le titre de : *Les Tables tournantes et les Esprits frappants* :

« L'expérience de la table tournante a été faite dans une maison de notre ville, et les résultats obtenus surpassent tout ce que nous avons encore vu ou entendu.

« Cinq personnes, dont trois hommes de quarante-neuf, trente et vingt-six ans, et deux filles de dix-huit et seize ans formaient la chaîne autour d'une table ronde reposant sur une colonne à trois pieds, et dont le plateau en bois de chêne non poli était de 40 à 50 centimètres de diamètre. Il était convenu d'avance pour que la force de volonté des expérimentateurs se concentrât mieux et ne s'éparpillât point, qu'un d'entre eux prendrait la direction, et que toutes les questions adressées à la table le seraient par lui. Un monsieur de quarante-neuf ans, d'un tempérament vif et sanguin, d'une excitabilité et d'une irritabilité de nerfs peu commune, fut élu directeur à l'unanimité, et l'opération commença dans le silence le plus profond.

« Après des questions adressées à la table, qui tournait parfaitement, et des réponses obtenues, l'idée vint au directeur de faire deviner des pensées qu'il formait mentalement par les membres de la chaîne plutôt que par la table, persuadé que si une pensée pouvait être communiquée par la chaîne magnétique à un objet inanimé et rendue par lui au moyen de coups frappés sur le plancher, cette pensée devait être communiquée tout aussi bien, sinon mieux, à un être vivant faisant partie d'une chaine magnétique. Donc, notre homme, après avoir mis la table au repos, fit asseoir les personnes de la chaîne, et déclara qu'il avait formé une pensée; puis, s'adressant à la jeune fille de seize ans, il lui demanda quelle était cette pensée. La jeune personne, qui n'avait reçu qu'une éducation très-simple, et surtout n'avait pas la moindre connaissance des langues étrangères, répondit sans hésiter et d'une voix claire, particulièrement harmonieuse : « *Beatus ille qui procul negotiis,* » commencement d'une ode d'Horace à Mécène.

« Le directeur constata que c'était bien là sa pensée. Ensuite il s'adressa à l'autre jeune fille de la chaine, âgée de dix-huit ans, la priant de donner des mots à la pensée qu'il venait de former en ce moment. La réponse de la jeune fille qui, soit dit en passant, s'occupe beaucoup à mesurer des chopines de bière, mais pas du tout de politique ou d'histoire, ne se fit pas attendre. Elle fut nettement formulée et prononcée d'une manière très-distincte : « Le général Cavaignac a rendu des services importants à sa patrie dans l'année 1848. » Le directeur fit encore aux deux autres membres de la chaîne des questions semblables. Il lui fut répondu par l'un : « L'homme propose et Dieu dispose, » et par l'autre : « Honni soit qui mal y pense. » C'étaient précisément les pensées formées par le questionneur. »

L'auteur du récit suivant est M. Jules Lecomte, le spirituel chroniqueur de l'*Indépendance belge* :

J'ai un aveu à vous faire, l'aveu d'un sceptique, c'est quelque chose! Que parliez-vous de tables, de chapeaux et de saladiers qui tournent! Voici bien une autre affaire : j'ai tourné, moi. Ne vous récriez pas, ne vous moquez pas. Tout ce que vous pourriez dire, je le disais. Mais aujourd'hui, je me tais ; et tout bas, quand mon esprit veut douter encore de ces phénomènes, il y a ma conscience impitoyable qui répond : Tu as tourné!

Eh bien, oui, vous saurez tout. C'était l'autre dimanche, le soir, après dîner. Un dîner demi-champêtre, demi-citadin, dans un donjon, dans un châlet, dans un castel si gentil, qu'il a vraiment l'air d'arriver tout droit de Nuremberg pour prendre la place d'une curiosité sur l'étagère d'un salon de Polyphèmes. Le jardin est le rendez-vous de tous les arbres les plus exotiques, et l'habitation est celle des plus aimables indigènes

J'ai pour ma part le café et le marasquin excessivement incrédules. On parla tables tournantes, car ça dure encore, bien que fort en train de s'user à la ville, malgré les quatre pièces que quatre théâtres jouent sur ce sujet, en ce moment. Mais nous étions presque à la campagne, et là les modes sont en retard.

Donc, on affirmait la rotation, et je riais. Le fait est, que depuis un mois, toutes les tables de ma connaissance se sont montrées récalcitrantes. Je n'ai vu que des tables indomptables. Pour ne désobliger personne, je laissais entendre que je croyais, mais au fond, rien du tout! La dame de la maison, soupçonnant l'hypocrisie de ma parole, déclara que de cet athéisme féroce elle allait me faire passer aux plus fervents actes de contrition.

J'avoue que la conversion m'était douce, car j'avais à abjurer entre les mains les plus charmantes. Le mari, qui porte un des beaux noms de la littérature, fort dans l'espèce, allait du sarcasme à la foi, selon que l'un ou l'autre lui inspirait un mot plaisant. Il y avait en plus une jeune personne égayée et moqueuse comme une créole, et son frère, un croyant. La sœur était schismatique. On commença.

On commença par l'insupportable apposition des mains sur un guéridon qui ne broncha pas. Je déguisai trop peu, pour un invité, mon triomphe facile. — C'est la centième expérience que je vois avorter, dis-je.

— Eh bien, que diriez-vous si nous vous faisions tourner, vous-même?

— La tête? C'est déjà fait!

— On ne plaisante pas. Vous tournerez irrésistiblement, de la tête aux pieds !

— Comme un derviche ? hurlerai-je aussi, comme un derviche, toujours ?

On ne daigna plus me répondre. Les deux opératrices montèrent sur des tabourets pour élever sans fatigue leurs mains à la hauteur de mes épaules. La maîtresse du logis renversa en arrière le col de mon habit, et les six mains imposées et liées par le petit doigt, m'entourèrent d'une chaîne magnétique. Je riais : c'est que j'avais pour épaulettes à graines d'épinard, comme on dit vulgairement en style de cuisine, ces gentilles mains fluidiques, et déjà il m'était tout naturel de croire à quelque chose. Le sérieux des magnétiseurs finit pourtant par me gagner, car... après cinq ou six minutes d'épreuves, je crus sentir...

— Bah ! me dis-je, je me sens le désir instinctif de me retourner, et c'est tout simple ; n'ai-je pas ces deux charmantes personnes derrière le dos ? On se retournerait à moins.

Mais bientôt il me sembla... il me sembla... comment vous avouer, comment vous expliquer le fait ? Une involontaire puissance agissait sur mon buste, plutôt aperçue d'abord, et physiquement constatée bientôt, en quelques secondes. J'y livrai curieusement l'inertie, me réservent de résister ensuite, et le torse à demi tourné, les jambes durent suivre, les pieds pivotant immaîtrisablement. Les expérimentatrices poussèrent des clameurs de triomphe.

— Un moment, dis-je, ayant forcé le trio a déménager tabourets et position. Je me remets en place, et vous déclare que je vais résister jusqu'à la force, la douleur, jusqu'à tout ce qu'il faudra. Allez!

Eh bien, que vous dire? résister me fut finalement impossible. En peu d'instants il fallut que je fisse subir aux pieds la rotation du tronc à demi tourné, et nulle volonté, nulle résistance ne put s'opposer à cette force inconnue, effrayante, qui me maîtrisait d'une façon dont je n'osais plus rire!

Les dames, joyeuses de ma défaite morale et de ma rotation physique, voulurent la contre-épreuve. J'avais tourné vers ma droite, on me contraignit à tourner vers ma gauche. Il n'y eut pour cela qu'à poser le petit doigt vers la gauche. Et je retournai! Ici c'est le fluide magnétique, me dis-je; ailleurs c'est le fluide de l'intérêt, de l'ambition. Que de gens il fait tourner, retourner et détourner!

Enfin, j'ai tourné, c'est un fait. Je n'ai plus le droit, je n'ai même plus l'envie de nier ces relations de la matière inerte, quand moi j'ai dû obéir malgré mes résistances de l'esprit et du corps. Le fluide m'a vaincu et j'ai la bonne foi de le dire afin que l'épreuve se multiplie.

VIII

ÉLECTRO-BIOLOGIE.

Il est une série de phénomènes non moins étonnants peut-être que ceux du mouvement imprimé aux corps inanimés, mais qui sont susceptibles d'une démonstration et d'une constatation plus palpables encore. Nous voulons parler de l'électro-biologie, importée, elle aussi, d'Amérique en Europe, qui occupe fortement les esprits en Angleterre, en Belgique et même a traversé la France pour se manifester en Algérie sans que, chose bizarre, son passage à Paris ait été remarqué.

Qu'est-ce que l'électro-biologie? Nous serions très-embarrassé de donner de cette science où de cet art une définition exacte, d'abord parce que cette définition n'est pas encore possible, ensuite parce que, serait-elle possible, elle offrirait peu d'utilité pour la généralité des lecteurs. Nous ne dirons donc pas ce que c'est que l'électro-biologie, mais seulement comment on produit les merveilles électro-biologiques ou de *suggestion*.

L'opérateur doit être, autant que possible, un homme énergique, d'une grande force de volonté et d'une confiance illimitée dans le pouvoir dont il doit faire preuve. Il choisit dans une assemblée plus ou moins nombreuse un certain nombre de personnes qu'il juge susceptibles de subir son influence, les isole autant que cela se peut du reste de la société, et leur donne à tenir dans le creux de la main gauche une pièce de monnaie de cuivre ou mieux une espèce de miroir métallique composé d'un disque de cuivre rouge, entouré d'un cercle de zinc. Il invite chacune des personnes qui se soumettent à l'expérience, à regarder fixement le disque ou la pièce de monnaie et à se concentrer fortement dans cette action.

Au bout d'une vingtaine de minutes la préparation électro-biologique doit être consommée. L'opérateur s'approche alors tour à tour de chacune des personnes soumises à l'expérimentation, prend leurs deux mains, les applique l'une contre l'autre et les retient un moment dans cette position ; puis il dit avec force : « Vous ne pouvez pas séparer vos mains ! » Si la personne est sensible à la *suggestion* électro-biologique, cette défense est suivie d'un plein succès, et les deux mains restent collées l'une à l'autre. Après les mains, c'est le tour de la bouche, des yeux, que l'opérateur clôt, et que l'expérimenté ne peut ouvrir que quand celui-là a fait cesser le charme.

Quelquefois aussi, l'expérimenté est rebelle à la *suggestion*, et l'opérateur a beau lui dire qu'il ne peut séparer ses mains, ouvrir les yeux ou la bouche, marcher ou s'asseoir, l'expérimenté prouve le contraire en faisant tout ce qu'on lui défend. Mais, en général, sur dix individus pris au hasard, il s'en trouve au moins trois qui sont sensibles à l'action électro-biologique.

Non-seulement cette influence s'exerce sur des actions musculaires ou physiques, la *suggestion* s'étend encore au moral de l'homme et lui donne momentanément telles passions, tels sentiments que veut l'opérateur, ou même lui ôte tout sentiment et toute volonté.

L'extrait suivant du journal *l'Ackbar,* qui se publie à Alger, expliquera la nature des phénomènes électro-biologiques qu'a produits dans cette ville M. Philips, l'un des importateurs de la découverte américaine en Europe.

« M. Philips agit sur des gens éveillés qui perdent leur liberté d'action en gardant d'abord leur volonté d'agir en sens contraire. Vain combat! le professeur triomphe. Ainsi, il commande ou arrête le mouvement. Il double ou il paralyse un organe.

« Avec quarante becs de gaz, il fait croire à l'obscurité; avec de l'eau, il fait boire du vin, du punch *trop chargé de citron;* avec du papier haché, il fait manger du poulet, etc., etc.

« Passant à un ordre de faits supérieurs, il absorbe la personnalité du sujet, et lui impose la sienne propre. En dépit d'une volonté contraire, il force ce sujet à le suivre malgré les obstacles dont on l'entoure; il l'oblige à courir après lui sous l'aspect d'un vieillard décrépit; il lui fait parcourir et décrire les lieux connus des auditeurs; il lui fait presser la main d'un étranger avec l'effusion sentie d'un ami; il fait plus, il le réduit à la bestialité, et lui inoculant l'instinct d'une bête féroce, il en fait un lion qui veut mordre et griffer. L'œil injecté, la respiration haletante, les ongles soumis à une tractibilité féline, le sujet était effrayant à voir, et le sang eût coulé si l'effet produit n'eût été suspendu par la volonté qui l'avait créé.

« Il ordonne au sujet d'oublier son nom, et, riant le premier de son absence mnémotechnique, le sujet ne sait plus comment il s'appelle.

« Enfin il fait embarquer un homme et lui donne le mal de mer à un tel degré que ce malheureux, perlant la sueur, versant des larmes, va se coucher dans l'orchestre croyant toujours s'étendre dans une cabine, en faisant des efforts inouïs pour... comment dirons-nous ?... pour... ah !... *pour compter ses chemises*, comme disent les matelots, demande un récipient pour s'alléger, et si *l'expérience* n'a pas été *poussée* jusqu'au *résultat*, c'est qu'il y avait là bon nombre de dames dont l'odorat eût été peu flatté de ce paroxysme de conviction. On a fait débarquer le malade qui a été immédiatement dîner, sur le port de Marseille, à l'hôtel d'Italie.

« Nous arrivons au dernier épisode. Un Arabe, celui qui avait été *lion*, a perdu la conscience de son sexe, et de *Mohammed* il est devenu la belle *Fatma*. Convaincu de sa métamorphose, il a accepté le bras d'un galant chapelier, l'homme au mal de mer, et grâce au progrès fascinateur de M. Philips, après s'être laissé baiser la main, Fatma a consenti à s'unir en mariage au chapelier qui paraissait épris de ses charmes...

« Tels sont les phénomènes physiologiques et psychologiques éclos devant trois cents personnes dimanche au soir. Qu'on ne suppose pas que nous ayons voulu faire le plaisant. Pas un mot dans notre compte rendu qui ne soit rigoureusement vrai. Nous avons, au contraire, négligé beaucoup de détails et de faits d'autre nature. Nous en appelons à la bonne foi des trois cents témoins.

« L'Arabe est connu. Un interprète a conversé avec lui dans sa langue maternelle. Le chapelier, qui s'est nommé, est un honnête industriel établi dans la ville.

« Ces faits, à la fois curieux, bizarres, grotesques et instructifs, révèlent un monde nouveau. La science, c'est la traduction d'un symbole, du Juif errant qui marche toujours. »

FIN.

TABLE DES MATIÈRES.

LES MERVEILLES DU MAGNÉTISME.

MYSTÈRES DES TABLES TOURNANTES ET PARLANTES.

FIN DE LA TABLE.

Impr. de Pillet fils aîné, rue des Gr.-Augustins,

Paris. — Imp. de Pillet fils aîné, rue des Grands-Augustins, 5

www.ingramcontent.com/pod-product-compliance
Ingram Content Group UK Ltd
Pitfield, Milton Keynes, MK11 3LW, UK
UKHW012216240726
13966UKWH00003B/801